図解

脳に悪い12の習慣

脳神経外科医
林成之

幻冬舎

はじめに

「仕事や勉強でがんばっているのに成果が出ない」「自分の能力をもっと発揮したい」「仕事やプライベートでミスが多くなってきた」「人間関係がうまくいかない」「物覚えが悪くなった」……。

　こうした悩みをかかえている人は、けっこういらっしゃると思います。

　また、**スマホの影響で「集中力が続かなくなった」「新しい情報が次々と入ってくるので、1分前に考えていたことすら忘れてしまう」といった声もよく聞きます。**

　実は、**こうした悩みの多くは、脳の使い方をちょっと変えるだけで解決できる**ことが多いのですが、そのことをみなさんはご存知でしたか？

　そう、多くの人は**「脳にとって何がよくないか」を知らないから、脳に悪い習慣から逃れられない**のです。それによって本来もっている能力を発揮できないので、何もかもがうまくいかない……となってしまうのです。

　ですから、まずは本書でお話しする「脳に悪い12の習慣」をしっかり頭にたたき込んでください。たったそれだけで、脳に悪い習慣は自然とやめられるのです。

　なぜなら**「脳に悪い」と知りながら、そのことを続けるのは、かなりむずかしい**からです。

　「脳に悪い12の習慣」をやめると、みなさんの脳は驚くほど効率よく働くようになります。その結果、さまざまな悩みを解決したり、願望を叶えたりすることが可能になるのです。

　実際、脳は気持ちや考え方次第で、その働きをよくも悪くもできるものです。

　最近は「脳をトレーニングしましょう」といった脳トレが流行《はや》っていますが、特別なトレーニングはまったく必要ありません。「脳に悪い習慣を知る」だけで十分であり、コツコツと何かをがんばるというような努力はいらないのです。

私は脳神経外科医として、長年にわたって脳の研究や救急医療の最前線に立ってきました。重篤な患者さんの命を救うには、自分自身の脳の力を最大限に引き出すと同時に、ともに働くスタッフにも最高のパフォーマンスをしてもらう必要がありました。

私が脳の仕組みを解き明かし、脳がもつ本来の力をフルに発揮する方法を探究してきたのは、実に必然的なことだったのです。

たとえば脳は、入ってきた情報に「おもしろそう」「つまらなそう」というレッテルをはります。そのレッテルの違いによって、その後の理解、判断、思考、記憶といった機能がしっかり働くかどうかが大きく変わります。そして「おもしろそう」というレッテルをはられた情報ほど、理解や思考が深まり、よく記憶できる一方で、「つまらなそう」というレッテルをはられた情報に対しては、理解や思考は浅いままで、記憶にも残りません。

何に対しても「つまらなそう」「興味がない」と思っていた人も、**こういった脳の仕組みを知るだけで、少しは興味をもったり、好きになれるかもしれないといった前向きな気持ちになる**のではないでしょうか。

また、**最近ではスマホの見すぎで、多くの人が自分の頭を使って考えることをせず、ただただ情報を受け取るだけになっているのではないでしょうか。それでは脳機能は衰える一方です。**

本書は、考え、記憶し、それを活用する脳の仕組みにもとづき、脳の力を引き出すのに適した順番で構成されています。

順に読み進め、「脳に悪い12の習慣」を知っていくことで、あなたの脳はきっと違った働きをしてくれるはずです。

それでは、さっそく「脳を知る旅」にともに出かけましょう！

『図解　脳に悪い12の習慣』CONTENTS

CHAPTER 3

脳に悪い習慣3

何でもいわれた通りにする

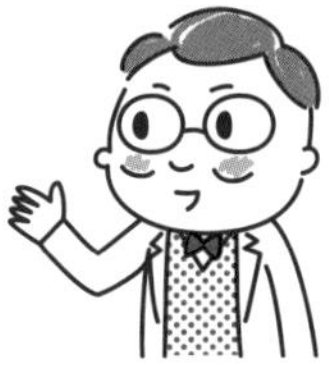

CHAPTER 4

脳に悪い習慣4

スマホをよく見る

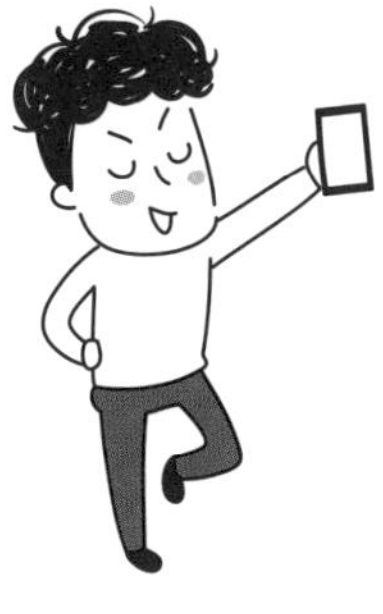

CHAPTER 5

脳に悪い習慣5

効率ばかり考える

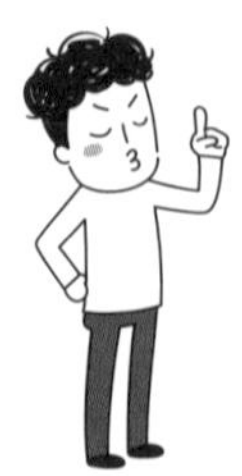

CHAPTER 6

脳に悪い習慣6

やりたくないことを我慢してがんばる

CHAPTER 7

脳に悪い習慣7

「もう無理だ」とあきらめる

CHAPTER 8

脳に悪い習慣8

他人の立場をあまり考えない

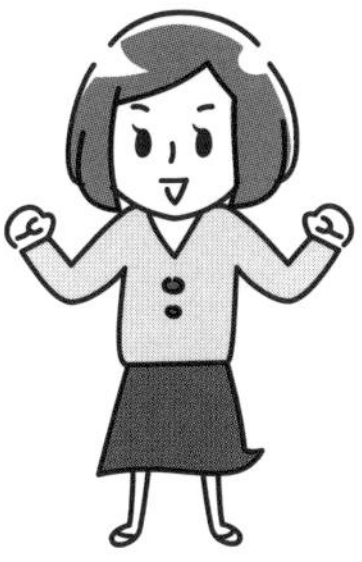

CHAPTER 9

脳に悪い習慣9

身体をあまり動かさない生活をしている

CHAPTER 10

脳に悪い習慣10

ラクな姿勢でいることが多い

CHAPTER 11

脳に悪い習慣11

好きなものばかり食べる

CHAPTER 12

脳に悪い習慣12

「年だから」とすぐあきらめる

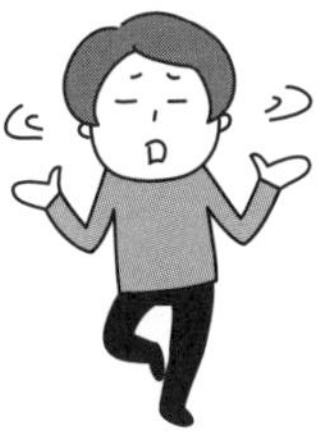

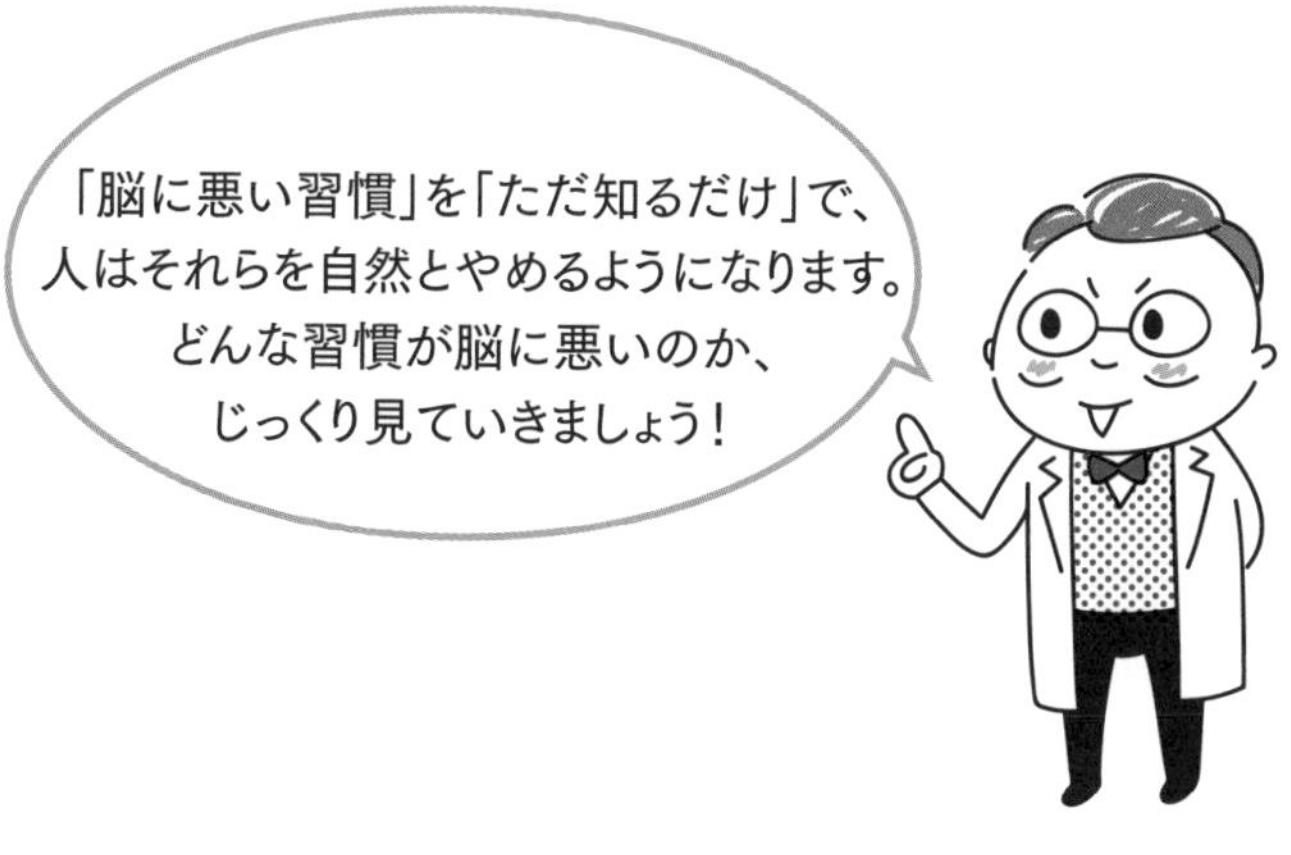

「脳に悪い習慣」を「ただ知るだけ」で、
人はそれらを自然とやめるようになります。
どんな習慣が脳に悪いのか、
じっくり見ていきましょう！

CHAPTER

1

脳に悪い習慣1

すぐ「おもしろくなさそう」と思う

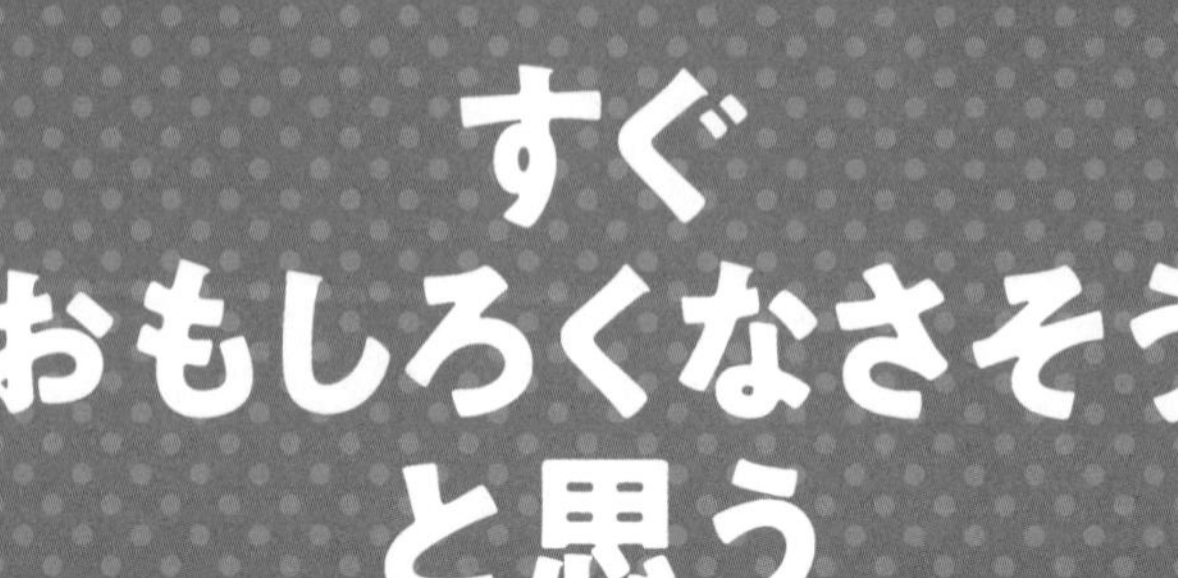

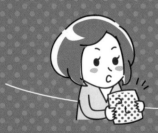

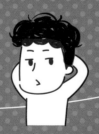

CONTENTS

このような傾向がある人は、必読！

□生きるために必要な知識はすでにもっていると思っている
□ひとりでも生きられると思っている
□これ以上、好奇心を旺盛にする必要はないと思っている
□「頑固」「頭がかたい」などとよくいわれる
□自分の得になることしか、したくない
□極力、ムダなことはしたくないと思っている

CHAPTER1-1

脳は4つの本能をもっている

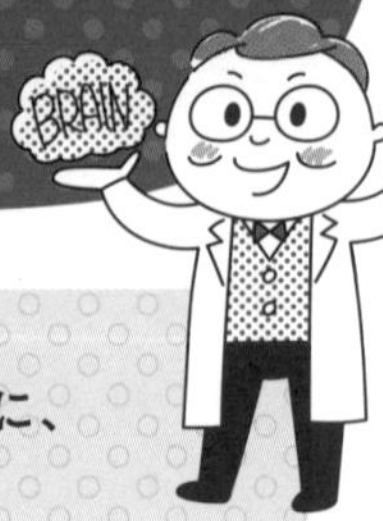

脳は生まれたときから4つの本能をもっています。脳の機能を最大限活かすために、まずはその原理を理解しましょう。

脳の基本的な仕組みを知っておくことは、仕事や生活において脳の力を十分に発揮させるための土台になります。

まず知っていただきたいのは、脳神経細胞の一つひとつは、生まれながらにして本能をもっているということです。その本能とは、**「生きたい」「知りたい」「仲間になりたい」「伝えたい」**の4つです。人間の複雑な社会システムをつくり出しているのは、ほかでもない「脳」なのです。脳のなかで細胞同士がつながり合い、複雑な情報処理を行うことで、人は社会を発展、進化させてきました。

そこで強いエンジンの働きをしたのが、4つの本能です。「生きたい」「知りたい」という本能が**「科学」**を発明し、「知りたい」「仲間になりたい」「伝えたい」という本能は**「文化」「芸術」**をつくり、「生きたい」「仲間になりたい」「伝えたい」という本能は**「宗教」**を生み出したのです。

さらにいうと、「知りたい」という本能は教育システムをつくり、「生きたい」という本能は家族を生み、「仲間になりたい」「伝えたい」という本能は経済の仕組みをつくりました。また、人の役に立ちたいという貢献心は「生きたい」「仲間になりたい」「伝えたい」という本能がもたらす脳の二次的な本能になります。

本能にそった形で行動すると、脳はその機能を最大限に発揮します。本能を磨き、高める工夫をすることが、脳の力を発揮するうえではとても重要になるのです。

脳力アップのポイント

- 科学、文化・芸術、宗教、教育、経済はすべて「脳の本能」がつくったもの

脳の本能が社会のシステムをつくっている

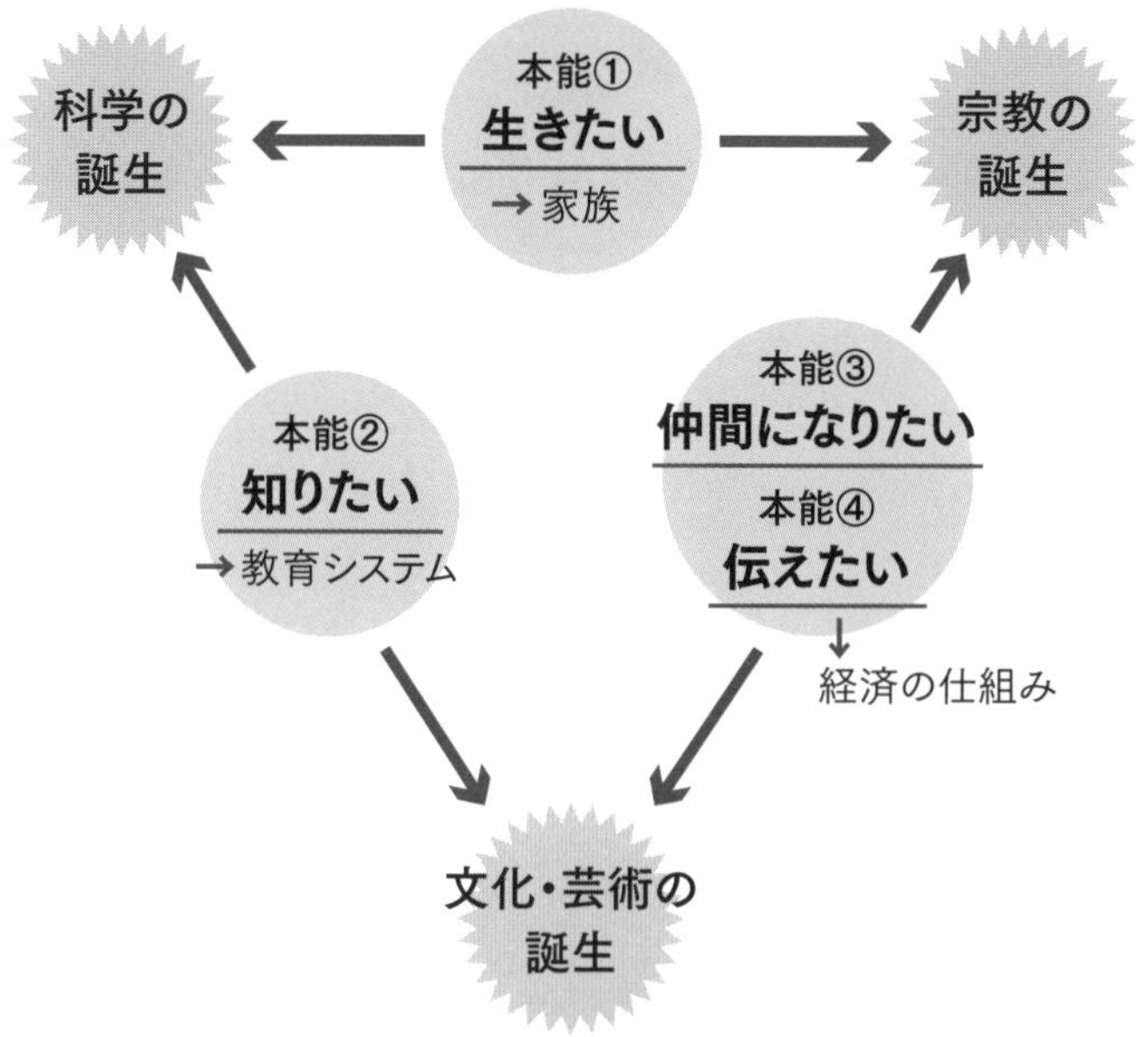
本能①
生きたい
→家族
科学の
誕生
宗教の
誕生
本能②
知りたい
→教育システム
本能③
仲間になりたい
本能④
伝えたい
↓
経済の仕組み
文化・芸術の
誕生

「人の役に立ちたい」「貢献したい」というのは、脳の二次的な本能。したがって本能にさからわず行動するほうが、人間は力を発揮できる！

脳の機能を最大限活かすために、脳神経細胞がもつ「生きたい」「知りたい」「仲間になりたい」「伝えたい」という本能を、徹底して磨きましょう！

本能にさからうような、あまのじゃくな考えや行動を起こさないようにします！

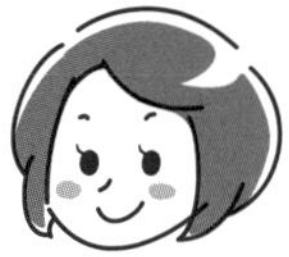

「関心がない」と脳は衰える

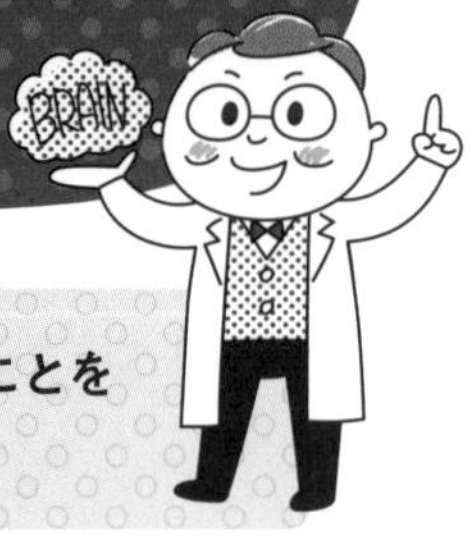

「知りたい」という本能が、思考力や記憶力に深く関わることをよく理解しておきましょう。

赤ちゃんの脳は、お母さんへの興味をもつことで、情報の伝達経路を形成し始めます。**人の脳は「知りたい」という好奇心をもつことが出発点になる**のです。「知りたい」という本能は、思考や記憶に大きくかかわります。ですから**何に対しても好奇心が希薄だと、脳は自然と働きが悪くなります**。考える仕組みが機能しなくなり、神経回路も十分に使われないので脳が衰えていくのです。物事への関心が薄いなと感じる人は要注意です。

脳にとっては「興味をいだくこと」こそ、すべての始まりです。

あなたの周りにいる好奇心が強い人を思い浮かべてください。おそらく、そういう人は頭の回転が速く、勉強や仕事ができるのではないでしょうか。好奇心が旺盛だと、神経回路の動きが活発になり、脳の働きがよくなるからです。

脳は、関心がないことには反応しません。つまり、勉強でも仕事でも、関心を向けないことには脳はちゃんと力を発揮してくれないのです。

自分の興味があることには力を発揮しても、関心がもてないことを目の前にすると、脳は途端に働きが鈍くなります。「知りたい」という脳の本能に磨きをかけるには、**「関心がない」とすぐに決めつけてしまわない**ことです。新しいことを知ると、自分が生きている世界が広がります。知らないことは、まだまだたくさんある。そう思って、何事にも好奇心をいだくようにしてください。

脳力アップのポイント

- **脳にとって「関心をもつこと」はとても大切**

「興味をもとうとする」だけで脳は活性化する

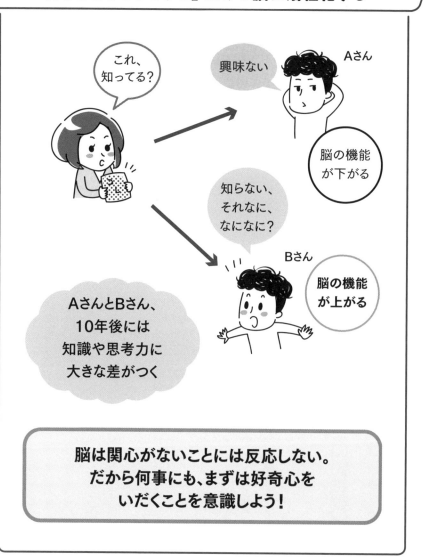

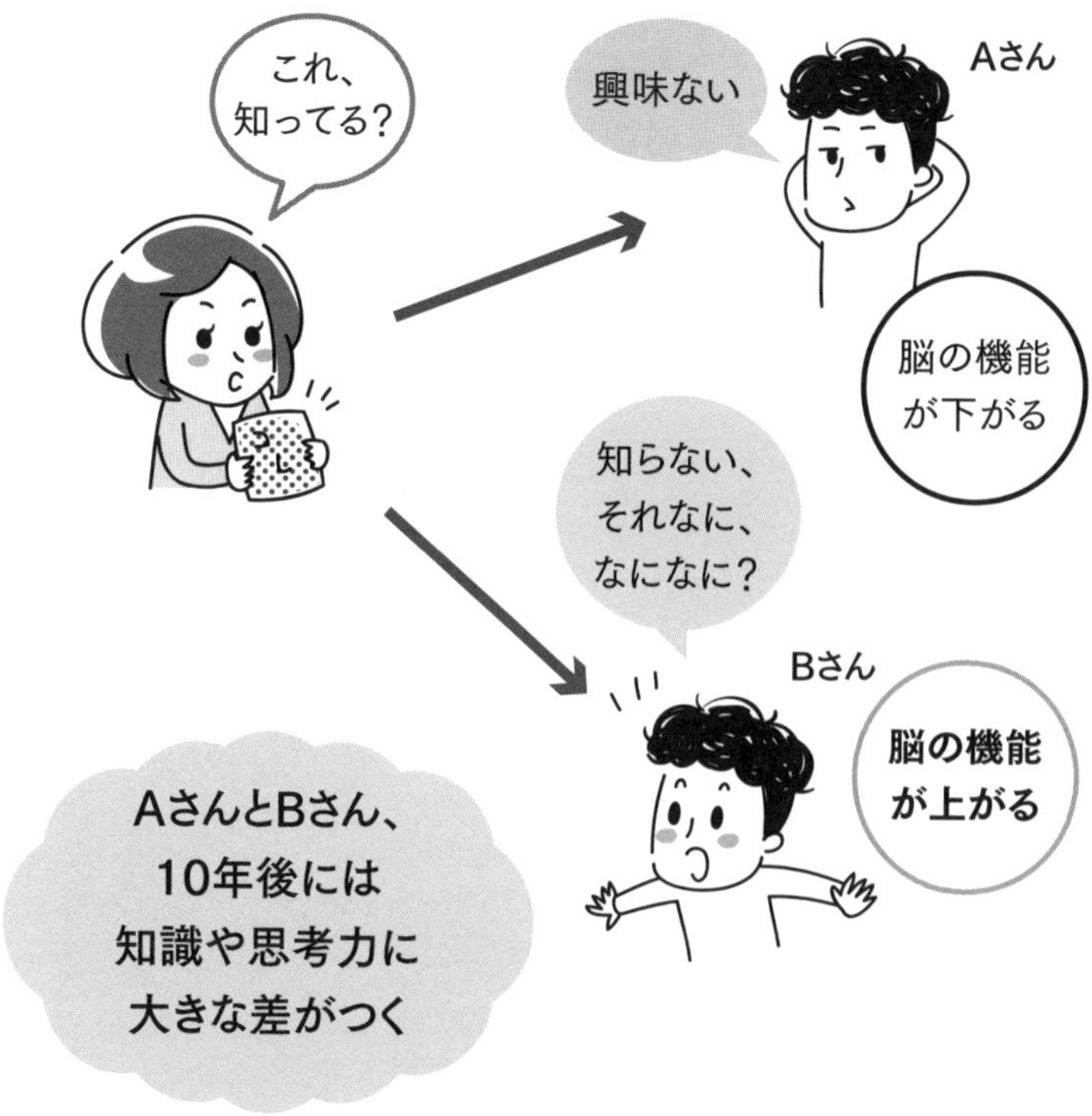

これ、
知ってる？
興味ない
Aさん
脳の機能
が下がる
知らない、
それなに、
なになに？
Bさん
脳の機能
が上がる
Aさんと Bさん、
10年後には
知識や思考力に
大きな差がつく

脳は関心がないことには反応しない。
だから何事にも、まずは好奇心を
いだくことを意識しよう！

好奇心は、自然に湧き上がってくるとは限りません。好奇心をいだくにも、ある程度の「努力」は必要なのです。

脳のクセを知っておく

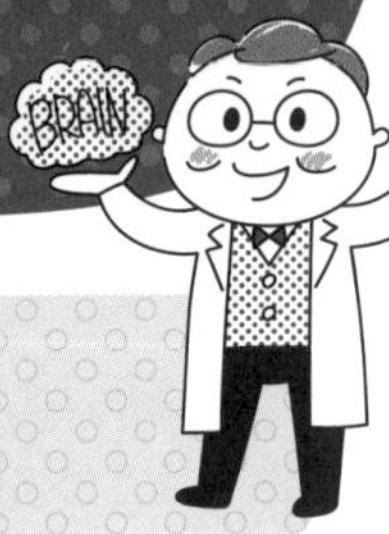

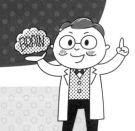

脳のクセは間違いを犯す原因になることがあります。その特徴を把握して行動すると、高パフォーマンスを発揮できます。

脳にある4つの本能のうち、「生きたい」という本能から、さらに二次的に生まれる非常に重要な本能があります。「自己保存」と「統一・一貫性」です。

これは誰しもが例外なくもっている「脳のクセ」ともいうべきもので、自我の成長とともに顕著に表れてきます。

「自己保存」の本能は、脳が**「自分を守ろう」**とするクセ。「統一・一貫性」の本能は、脳が**「一貫性を保てない情報を避けよう」**とするクセです。

「自己保存」がなければ「生きていくために自分を守る」ことはできませんし、「統一・一貫性」がなければ「正誤を判断する」ことや「類似するものを区別する」ことはできません。

そのようなメリットがある半面、デメリットもあります。「自己保存」や「統一・一貫性」の本能があるゆえに、間違った判断をしたり、脳のパフォーマンスを低下させることもあるからです。

たとえば、明らかに間違っているのに自分は正しいといい張る人がいますが、こうした**自己正当化は「自己保存」と「統一・一貫性」の本能が強く働いている**からにほかなりません。自分とは反対の意見をいう人に否定的な気持ちをもつのも、「統一・一貫性」からはずれることで、不快感をいだくからです。

脳のクセは、間違いを導くこともある。判断ミスを避けたり、脳のパフォーマンスを落とさないためにも、それを知っておくことはとても大切です。

脳力アップのポイント

- 脳には「自己保存」と「統一・一貫性」という2つのクセがある

脳のクセを把握すると、判断ミスを避けられる

「生きたい」という本能

↙ ↘

自己保存
自分を守ろうとする

統一・一貫性
自分の考えの
一貫性を保とうとする

●本能が悪く働く例

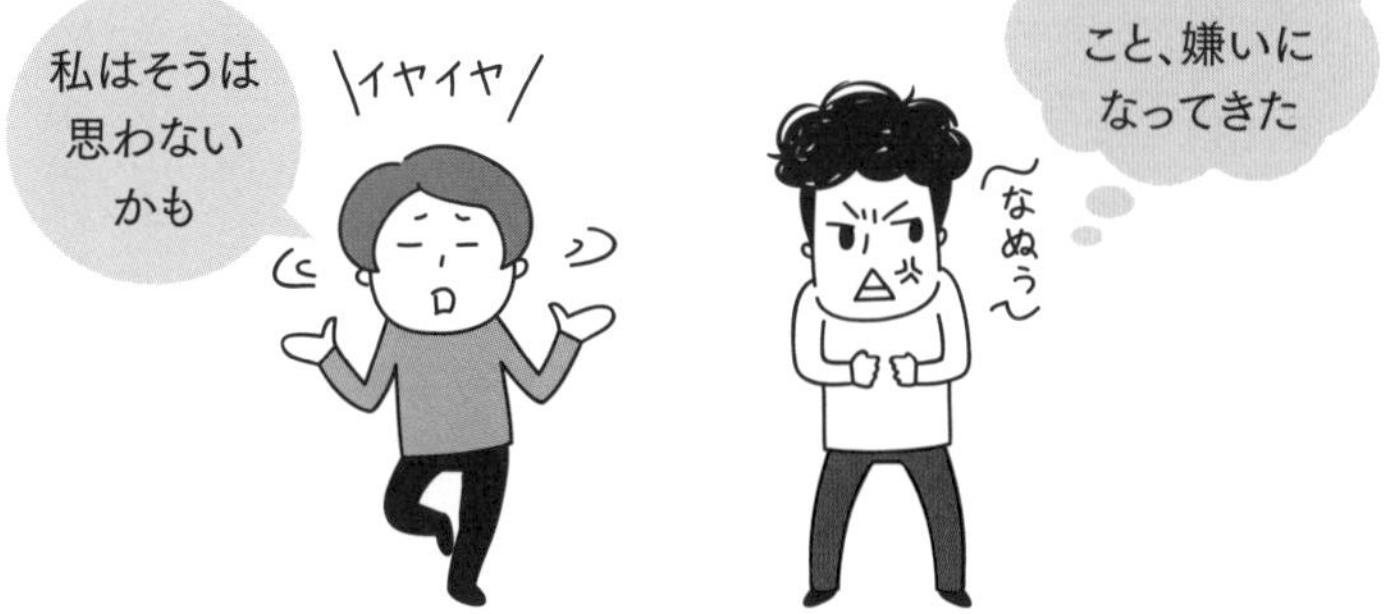
私はそうは思わないかも
\イヤイヤ/
急にこの人のこと、嫌いになってきた
なぬう

「自己保存」と「統一・一貫性」という
本能を意識して、
脳の悪いクセに流されないようにしよう!

「統一・一貫性」のクセが強く出すぎると、
「頑固」「頭がかたい」と思われますから
気をつけましょう!

脳は働きが悪くなると、人を暴走させる

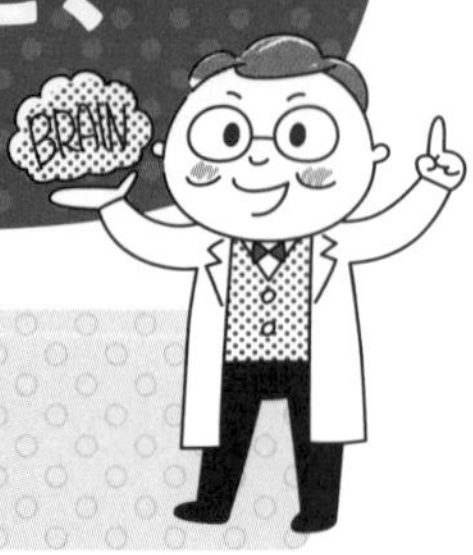

「自己保存」「統一・一貫性」の本能は
人を常識で縛ることがあるので、ときには注意しましょう。

脳は、常にバランスよく働くとは限りません。「自己保存」の本能から、**人の思考に強いバイアスをかけ、ときには言動を暴走させる**こともあります。

さまざまな人が集まってできている社会は本来多様性にとんだものですが、何か特定の考えを支持する形で多数が意見をそろえると、「統一・一貫性」の法則が強く働き、例外を認めない画一的な空気が生まれたりします。

常識にとらわれて新しい一歩が踏み出せないのも、「統一・一貫性」からはずれるのが不安だからです。

「自己保存」の本能にまかせると、何か問題が起こったときに解決できる力があるのに、そうする努力をしないですませるということも起こります。

たとえば、仕事は好きだけれど、職場に嫌な上司がいるとします。

そのとき「自分を守ろう」という「自己保存」の本能を強く働かせて会社をやめてしまえば、その問題とうまく折り合いをつける可能性を捨ててしまうことになります。

「自己保存」の本能に損得勘定がからむと、「得にならないことはしない」「ムダなことはしない」という姿勢になり、**新しいことや創造的なことが生まれづらくなります**。

「自己保存」や「統一・一貫性」のクセにとらわれすぎると、誤った判断をしたり、おかしな言動を取ったりするので注意が必要です。

脳力アップのポイント

- 脳のクセにとらわれすぎると、暴走してしまうことがある

脳の悪いクセにとらわれすぎないよう気をつけよう

●「自己保存」が働きすぎる悪い例

逃げグセがついている人は
「自己保存」を
抑えぎみにしよう

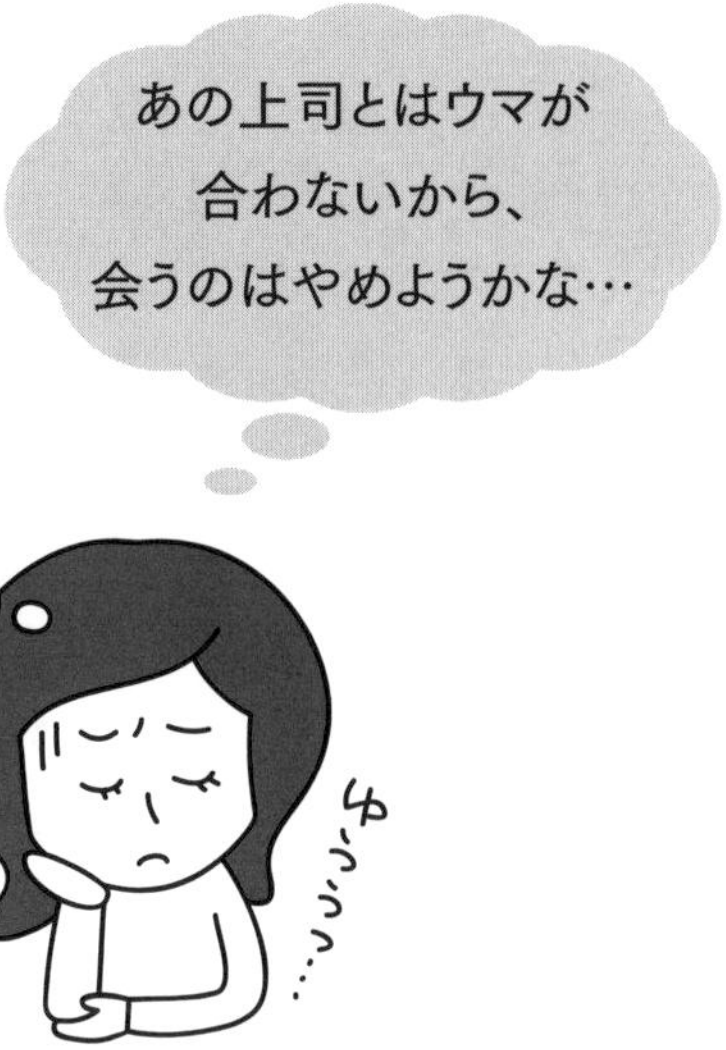
あの上司とはウマが
合わないから、
会うのはやめようかな…

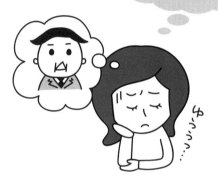

**「自己保存」の本能に流される前に、
自分で何か工夫ができないか考えよう！**

思い通りにいかないことがあると、
すぐ会社をやめる人がいますが、
「自己保存」のクセが働いていたんですね。

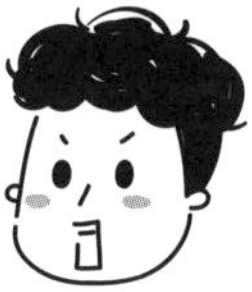

まさに、その通りです。思い通りにいかなくとも、
自分の成長にとっては必要なこともありますから、
その見極めが大切です。

COLUMN

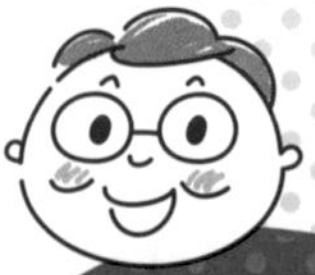

脳が考える仕組みをマスターしよう

脳は情報に「好き」「嫌い」のレッテルをはって、整理している

脳がどうやって情報を得て、理解・判断し、思考し、記憶するのか、その仕組みについて簡単に説明しておきましょう。左の図を見ながら、流れを追ってみてください。

五官から得た情報は、まず「①大脳皮質神経細胞」が認識し、「②Ａ10《エーテン》神経群」と呼ばれる部分に到達します。「Ａ10神経群」は、好き嫌いをつかさどる「側坐《そくざ》核《かく》」、危機感をつかさどる「扁桃《へんとう》核《かく》」、言語や表情をつかさどる「尾状核《びじょうかく》」、意欲や自律神経をつかさどる「視床下部」などの部位で構成されています。Ａ10神経群は、いわば感情をつくる中枢。情報に対して最初に生まれた気持ちをもとに、Ａ10神経群は「好き」「嫌い」「おもしろい」などの感情のレッテルをはるのです。

「ダイナミック・センターコア」を舞台に、考えや心、記憶が生まれる

レッテルをはられた情報は、次に「③前頭前野」に入ります。ここは情報を理解・判断するところですが、自分にとって価値のある情報であれば、次のステップへ進み、思考が行われます。一方、「嫌だ」というマイナスのレッテルがはられた情報は、前頭前野で価値が低いとみなされ、理解・判断などの思考がうまく働かなくなります。

自分にとってプラスと判断されると、「やってみよう」という感情が生まれ、情報は「④自己報酬神経群」に進みます。それらの情報は自分に

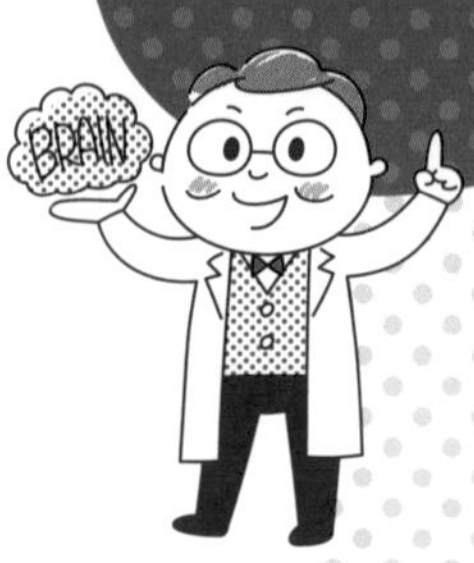

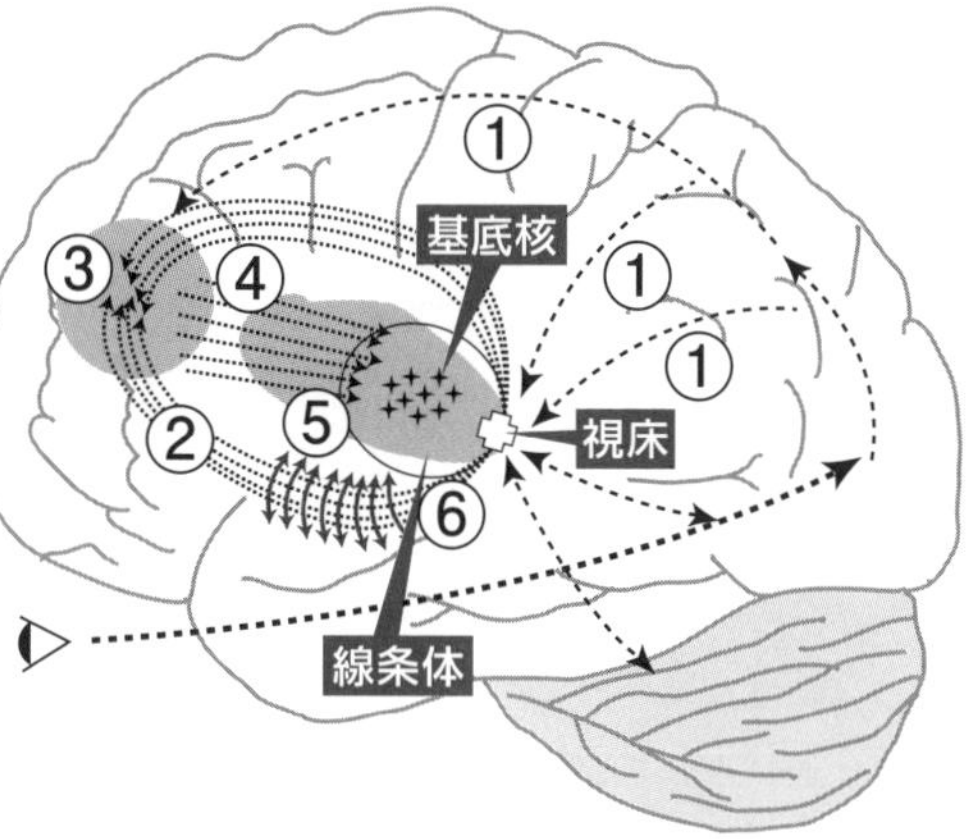

① 大脳皮質神経細胞　② A10神経群　③ 前頭前野
④ 自己報酬神経群　⑤ 線条体－基底核－視床
⑥ 海馬回・リンビック

とってさらに価値あるものにするために、「⑤線《せん》条体《じょうたい》－基《き》底核《ていかく》－視床」「⑥海馬回・リンビック」にもち込まれ、記憶としてたくわえられたり、「心」や「意思」「発想」といった知的活動を生み出します。

つまり、脳は「A10神経群」「前頭前野」「自己報酬神経群」「線条体－基底核－視床」「海馬回・リンビック」までの神経群を総動員して、情報を吟味し、思考し、複雑な「心」「信念」「記憶」などの機能を生み出しているわけです。

私はこれら一連の神経群を「ダイナミック・センターコア」と呼んでいます。

②から⑥までの神経群が連合体として機能している「ダイナミック・センターコア」を舞台に、脳は「思考」したり、「気持ち」や「心」を生み出したりして、複雑で精妙な活動を行っているのです。

CHAPTER

2

脳に悪い習慣2

「面倒くさい」が口グセになっている

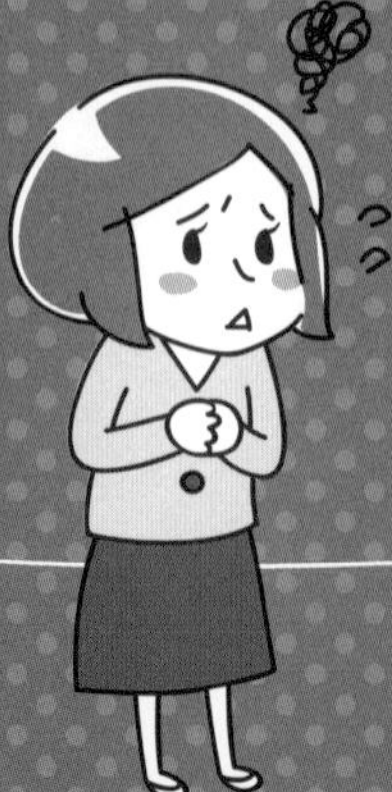

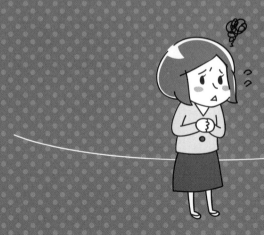

CONTENTS

このような傾向がある人は、必読！

- □苦手だったり、嫌いなことがとても多い
- □「おもしろい」と思うことが減っている気がする
- □試す前から「自分には無理だ」と思いがち
- □グチっぽいほうだ
- □人に対する好き嫌いが激しい
- □「すごいな」と感動することがめっきり減った
- □頭をたくさん使って疲れたときは、寝るようにしている
- □無表情でいることが多い
- □まったく笑わない日がそれなりにある

「好きじゃない」と思うと損をする

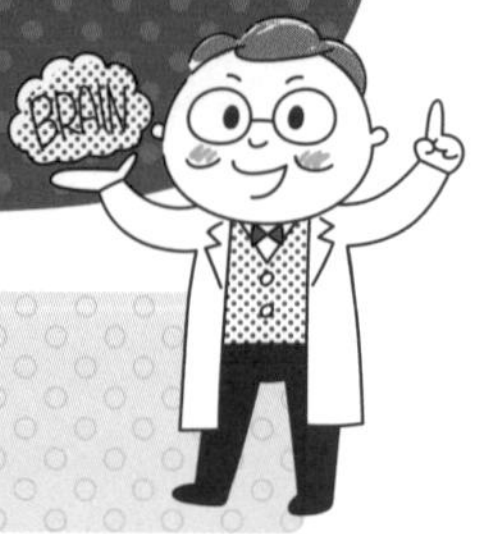

「嫌い」「苦手」のレッテルがはられた情報に対しては、脳のパフォーマンスが落ちますから、苦手意識は極力もたないようにしましょう。

脳は目や耳など五官から得た情報を取り込むと、その情報を理解して判断し、思考して記憶しようとします。

取り込まれた情報が最初に到達するのは、さまざまな神経回路からなる「Ａ10神経群」と呼ばれる部分です。

Ａ10神経群には、好き嫌いをつかさどる「側坐核」、危機感をつかさどる「扁桃核」、言語や表情をつかさどる「尾状核」、意欲や自律神経をつかさどる「視床下部」などがあります。

Ａ10神経群は、いわば感情をつかさどる中枢で、さまざまな情報が通ったときに、「好きだ」「嫌いだ」「感動した」「おもしろい」といったレッテルをはります。

すなわち、脳が理解したり、思考したりする情報は、すべて感情のレッテルがはられるわけです。このことからわかるのは、**理解力、思考力、記憶力などの脳の力は、いずれも最初の感情に大きく左右される**ということです。マイナスのレッテルをはられた情報に対しては、理解、思考、記憶の点で脳のパフォーマンスは落ちてしまうのです。

勉強でも仕事でも、苦手意識をいだいたり、嫌だなと感じたりすると、効率も悪くなり、うまくいかないものです。「嫌い」とか「苦手」という感情は、脳の動きにブレーキをかけてしまいます。

「嫌い」「苦手」というものであっても、「おもしろそう」「楽しそう」と思うようにし、その工夫をいかにするかが、理解力や思考力、記憶力を高める鍵を握るのです。

脳力アップのポイント

- 「好き」なことや「おもしろい」ことを少しでも増やすことが重要

マイナス思考の人が損をするメカニズム

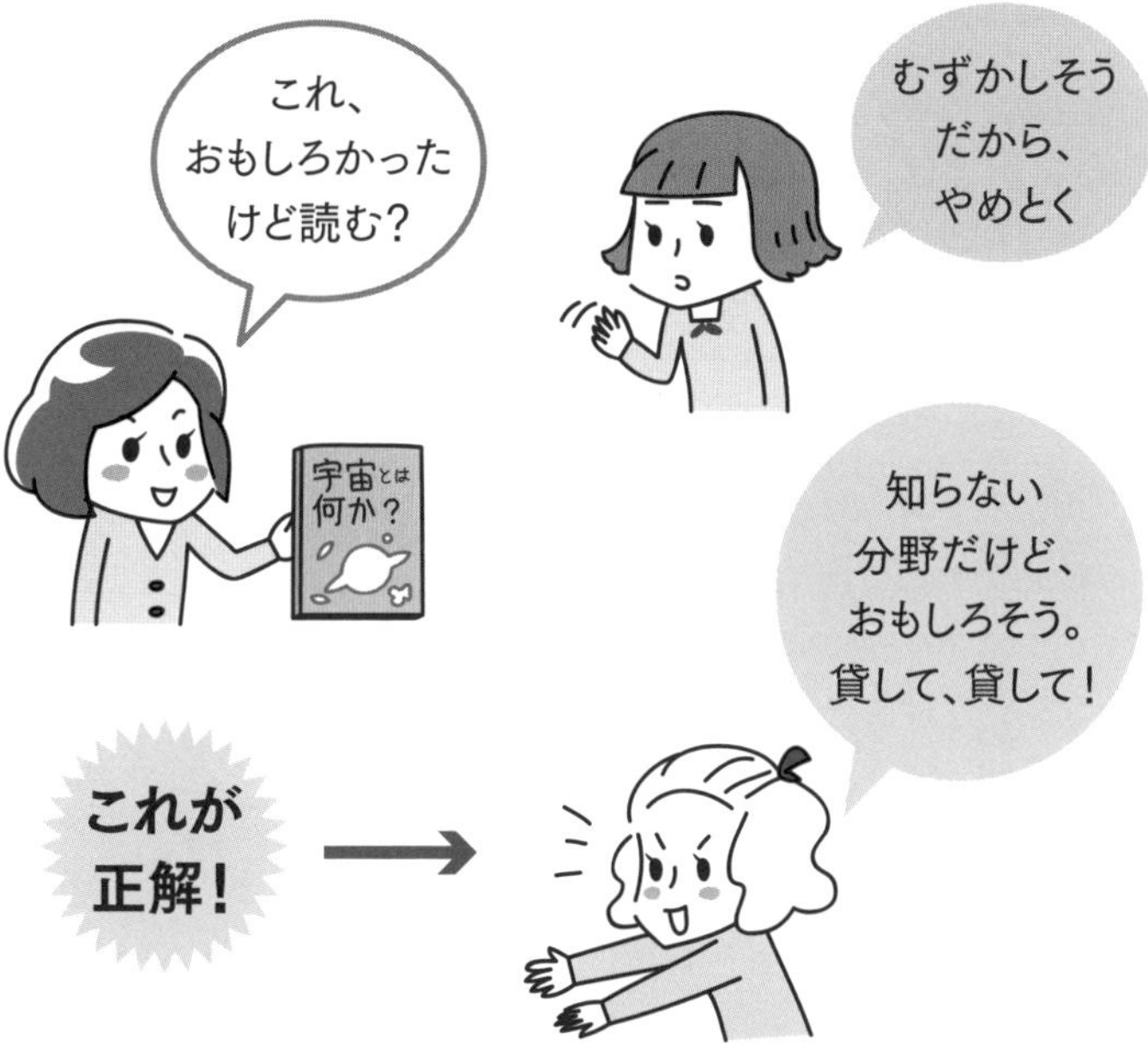
これ、おもしろかったけど読む?
むずかしそうだから、やめとく
宇宙とは何か?
知らない分野だけど、おもしろそう。貸して、貸して!
これが正解!

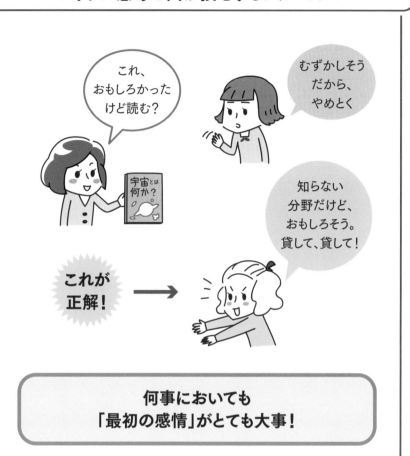

何事においても「最初の感情」がとても大事!

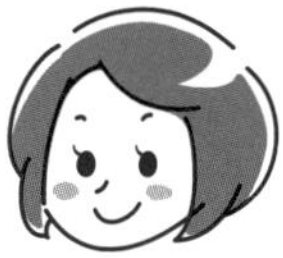

「苦手」と思うようなことを「おもしろそう」に変えることは、実際に可能なんでしょうか?

もちろん、可能ですよ。苦手と思っても、実際に試したら「意外におもしろかった」ということはいくらでもありますから。毛嫌いしないことが大切です。

「でも」「無理……」「疲れた」という口グセはやめよう

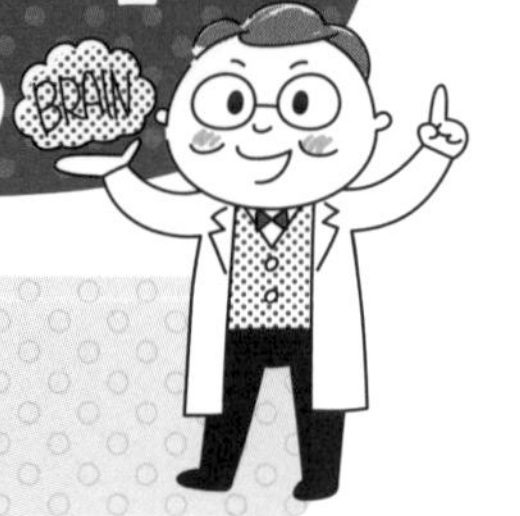

否定的な言葉は、脳の活動を鈍らせます。うっかり口から出そうになったら、すぐに引っ込めましょう。

脳はプラスの響きをもった言葉を好みます。プラスの言葉はプラスの思考や発想を生み、脳神経細胞の活動を活発にしてくれるからです。反対に気をつけないといけないのが、否定的な言葉です。

「でも」「無理……」「疲れた」、こんな言葉をつい口にしてしまうことはありませんか。口グセになっている人もいると思います。こうした言葉を発するのも、「自己保存」という脳のクセの表れであり、一種の自己防衛なのです。

グチめいた言葉を吐きだすのは、本人にとってはストレスのガス抜きという感覚があるかもしれません。

しかし、それは誤解です。**否定的な言葉は、脳には悪い影響しか与えません**。A10神経群が否定的な言葉にマイナスのレッテルをはることで、脳の理解力や思考力が落ちてしまうからです。

自分がいわなくても周りにいる人が否定的な言葉をいっているのを聞くだけで、脳は同様の反応をします。ネガティブな発言をしょっちゅうしている人がいたら、少し距離をおいたほうがいいでしょう。

グチっぽい言葉は無意識に出てしまうことも多いので、ふだんの何気ない口グセを一度チェックしてみてください。気のおけない家族や友人に尋ねてみるのもいいでしょう。

知らず知らずのうちに吐きだしている、ちょっとした口グセによって脳のパフォーマンスが落ちているとしたら、非常にもったいないことです。

脳力アップのポイント

- **グチはストレス解消どころか、脳にとってマイナスになる**

否定的な言葉は脳に悪い影響を与える

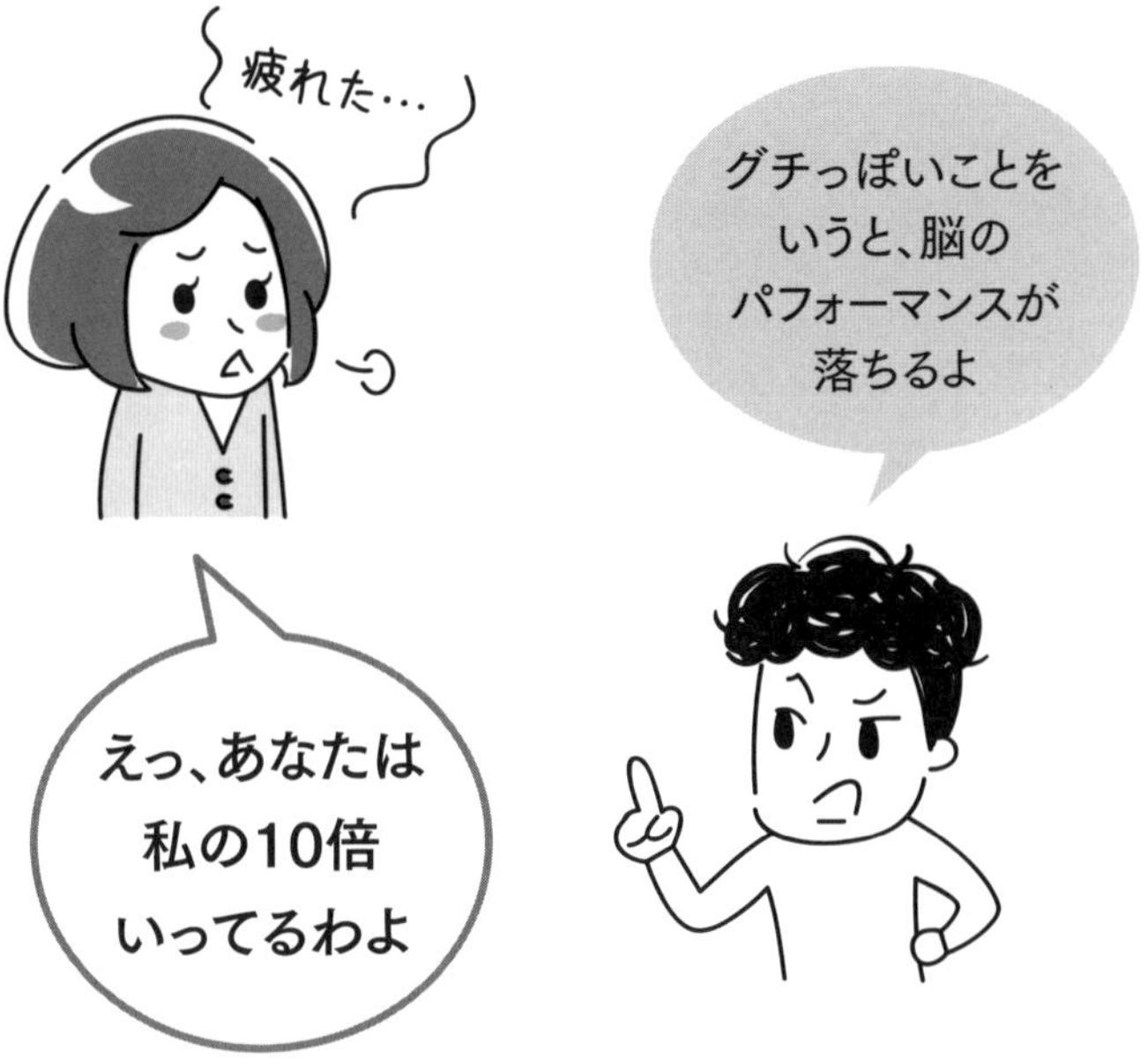
疲れた…
グチっぽいことをいうと、脳のパフォーマンスが落ちるよ
えっ、あなたは私の10倍いってるわよ

グチは気づかないうちに口から飛びだすので、気をつけよう!

グチって、無意識に口から出ることが多いんですよね。
どうすれば、それを避けられますか?

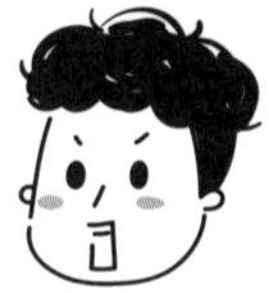

「グチは脳に悪い」── このことを知るだけで、自然といわなくなりますよ。どうしても減らないようなら、紙に書いて目につくところにはっておきましょう!

苦手な上司がいると、仕事のパフォーマンスは落ちる

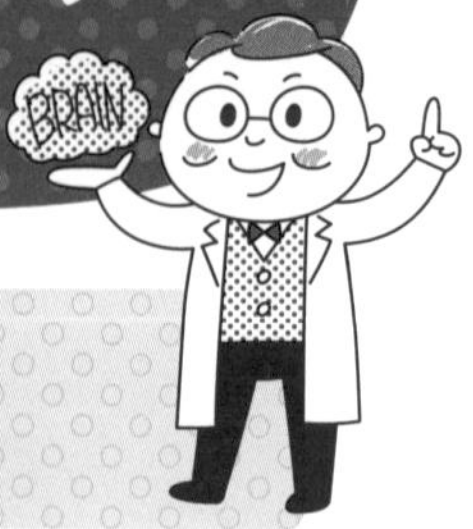

相手のことが嫌いだと、こちらのためになる発言でも、脳はマイナスのレッテルをはることを知っておきましょう。

職場における苦手な上司と、どうつき合うかといった悩みをもつ人は少なくないと思います。苦手意識が強いと、ストレスはたまるし、仕事にもマイナスの影響を与えてしまいます。

この上司は嫌だと思うと、上司にまつわるさまざまな情報に対して、A10神経群は「嫌い」というレッテルをはります。その結果、上司が指示する仕事に対して、本来苦手なものでなくても、あまり前向きに取り組めなかったりします。

自分の得意な仕事を振られても、受け入れたくない気持ちになったりします。

仕事も提案も、それ自体は何の問題もないのに、嫌いというレッテルがはられた上司を経由すると、敬遠したくなってしまう。冷静に客観的に考えれば、否定的に感じる理由は何もないにもかかわらず、です。**そうなってしまうのは損なこと**です。そもそも人を嫌いになるのは、前に述べた「自己保存」「統一・一貫性」という脳のクセのせいです。

こちらを否定してくるような言動は、自分の基準をなす「統一・一貫性」からはずれます。そして、自分を守りたいという「自己保存」が働くことで「嫌いだから避けよう」となるのです。

こうしたクセを抑えるには、まずは**「この人は苦手」という先入観をなくして、その人のいい部分を見つける**ことです。どんな人にも、いい部分は必ずありますから、**そこを意識して見る**ようにすればいいのです。

脳力アップのポイント

- 苦手な人に対しては、相手の長所を探す努力をする

人の「よい部分」を見る習慣をつける

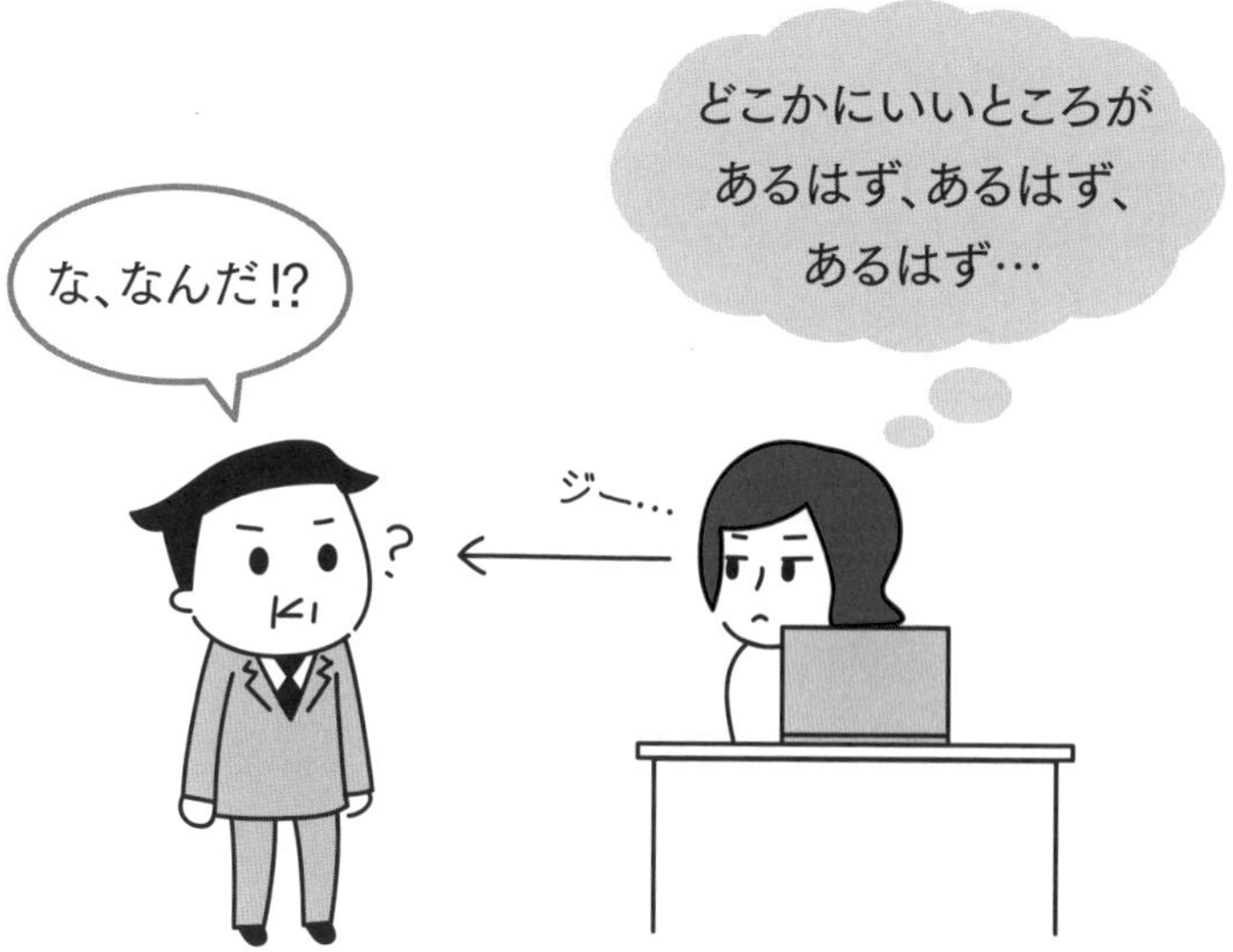
どこかにいいところが
あるはず、あるはず、
あるはず…
な、なんだ!?
ジー…

よい部分がない人はいない。
どこに意識を向けるかで、
その人は善人にも悪人にもなる！

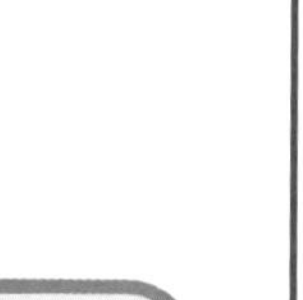

学校の授業でも、先生が嫌いだと授業に集中できないし、テストの点数も悪かったです。
もっと早い段階で知っておきたかったです！

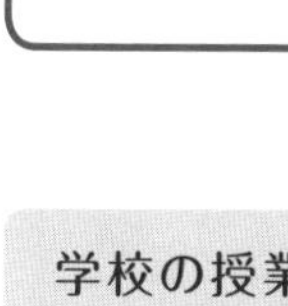

そのようにおっしゃる方、とても多いです。
でも、何事も遅すぎることはありません。
今後は人の「よい面」に目を向けましょう！

「すごい!」と感動しない脳は衰える

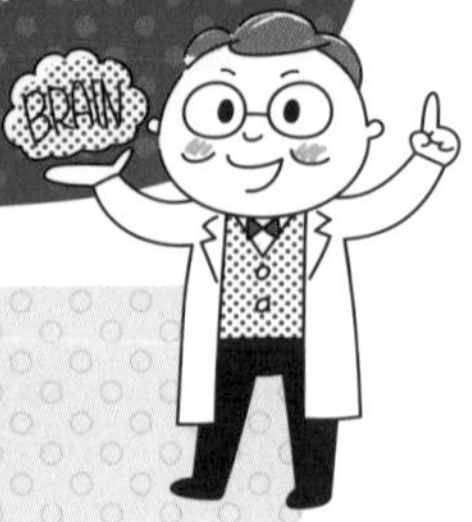

小さなことでも、「へぇ～」と
おもしろがるようにするだけで、脳の機能は高まります。
食わず嫌いは、もってのほかなのです。

ネガティブな感情は脳のパフォーマンスを落としますが、反対にポジティブな感情は脳の機能をレベルアップさせます。とりわけ「すごいな」といった感動は、とても大事です。

斬新な発想に触れたり、人の驚くような体験談を聞いたりしたときに、素直に「すごい！」と思えるかどうかです。

A10神経群には言語をつかさどる「尾状核」があり、気持ちがポジティブに動くと、理解力と思考力が高まります。

感動といっても、小さなことに対して「へぇ～」と思うようなレベルでもかまいません。すごく驚くようなことではなくても、**「何かおもしろいな」「興味深いな」と感じる程度で、A10神経群は活発に動きだします。**

ルーティンになってしまうと何事も当たり前のようになり、感動する機会が減っていきます。また周りが無感動な人ばかりだとその影響を脳が受け、感動する力を弱めてしまうこともあります。

もし、そのような傾向があるなら、真っ白な気持ちになって人の話を聞いたり、進んで新しい体験をたくさんすることです。

同時に、**「すごい！」「おもしろい」といった言葉を口グセにする**のもいいと思います。とくに誰かが話をしていて、「おもしろいな」と感じたら、**ポジティブな共感の言葉をできるだけ伝える**ようにしましょう。感動する力は、そうすることで確実にアップしていくのです。

脳力アップのポイント

- 「すごい！」「おもしろい」という言葉を口グセにする

視点を変えると、世の中のおもしろいものが見えてくる

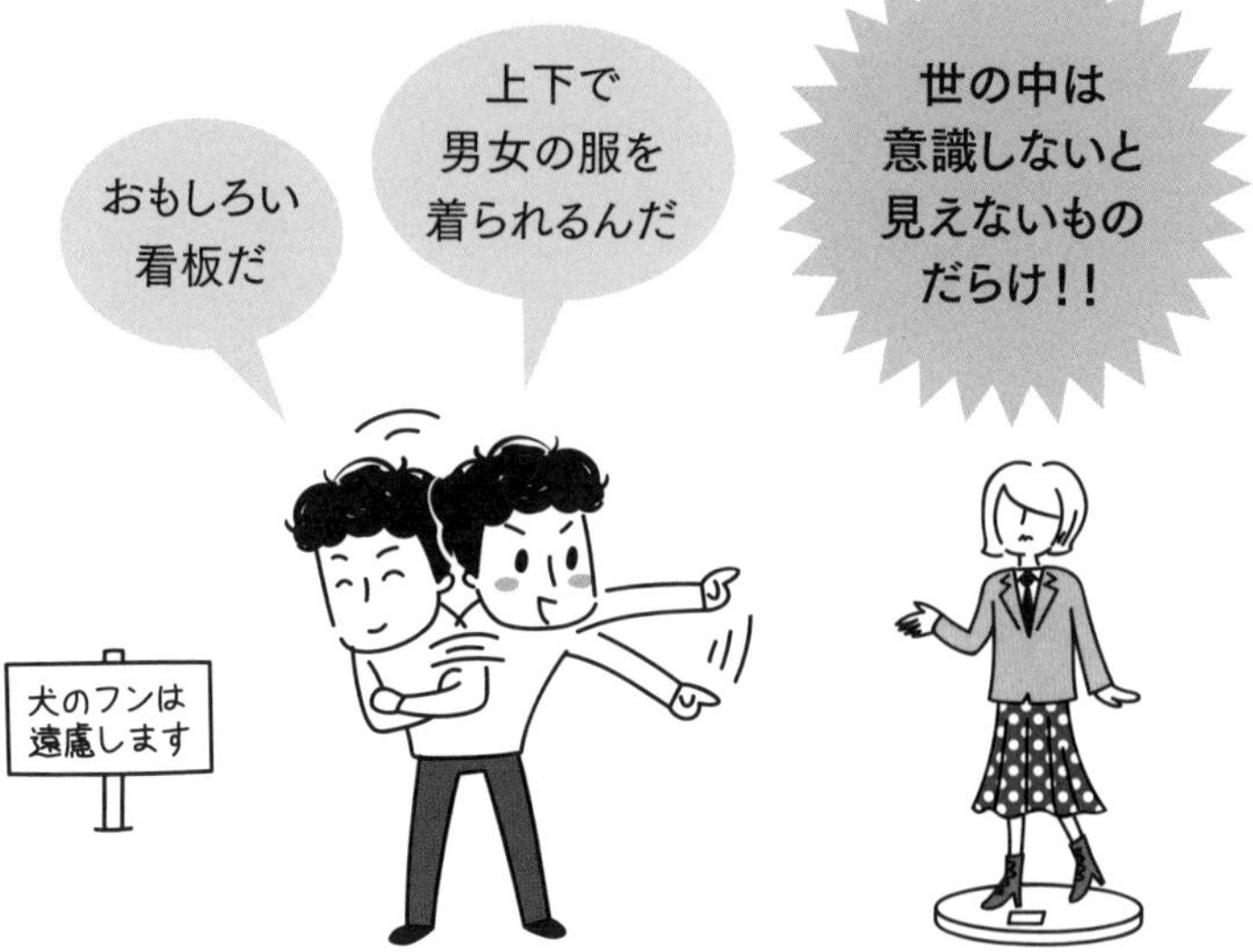
おもしろい
看板だ
上下で
男女の服を
着られるんだ
世の中は
意識しないと
見えないもの
だらけ!!
犬のフンは
遠慮します

「おもしろい」をログセにすると、
おもしろいことが次々に見つけられる。
「好奇心脳」を全開にしよう!

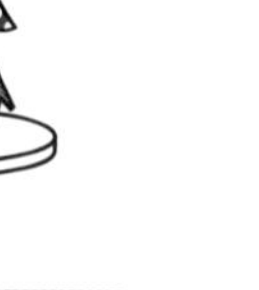

たしかに、人は「見たいものしか見ない」って
いいますね。「おもしろいものを見つけよう」と
思うと、たくさん見つけられますか?

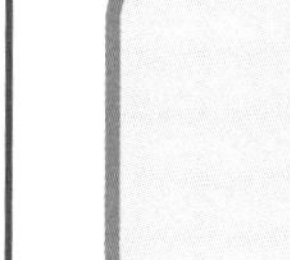

もちろんです。スマホばかり見ている人が多いですが、
世の中にはもっとおもしろいものがたくさんあるので、
じっくり観察してみてください。

疲れた脳を回復させる簡単な方法

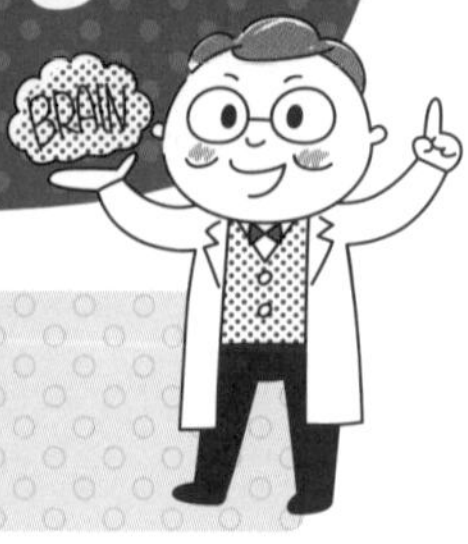

「疲れる脳」と「疲れない脳」の違いは、意外なところにあります。毎日楽しいこと、おもしろいことをどれだけしていますか?

おもしろくない勉強をしているときや、苦手な人の話を長い時間聞いているとき、脳には疲労が加速度的にたまっていきます。反対に**「楽しい」「おもしろい」と感じると、A10神経群が活性化し、脳の疲労を除去する中枢を刺激してくれます。**そのため、脳は疲れを感じなくなります。「疲れる脳」と「疲れない脳」の違いは、楽しいことやおもしろいことを、どれだけしているかの差でもあるのです。

仲のよい友達と食事をしながら楽しく会話をしていると、時間が経つのを忘れます。おもしろい映画を観たり、わくわくするようなストーリー展開の本を読んだりしているときも、時間はまたたく間にすぎていきます。

時間の経過が気にならないのは、脳がいっこうに疲れないからです。しかし、脳は疲れを感じると、ストレス状態から脱け出したくなって時間を気にしだすのです。

一度疲れてしまった脳を回復させるには、何もしないで休むといいと考えている人も多いと思います。

しかし脳にとっては、そうするより、楽しいことやおもしろいことをするほうが、効果的だったりするのです。

仕事やふだんの生活においては、**常に「遊び心」を失わないことが、脳を疲れさせない秘訣**です。

どんなときでも、楽しいこと、おもしろいことを見つけるアンテナを立てておきましょう。

脳力アップのポイント

- 疲れ切った脳は、休息より楽しいことを好む

何もしないで休むより、楽しいことをしよう

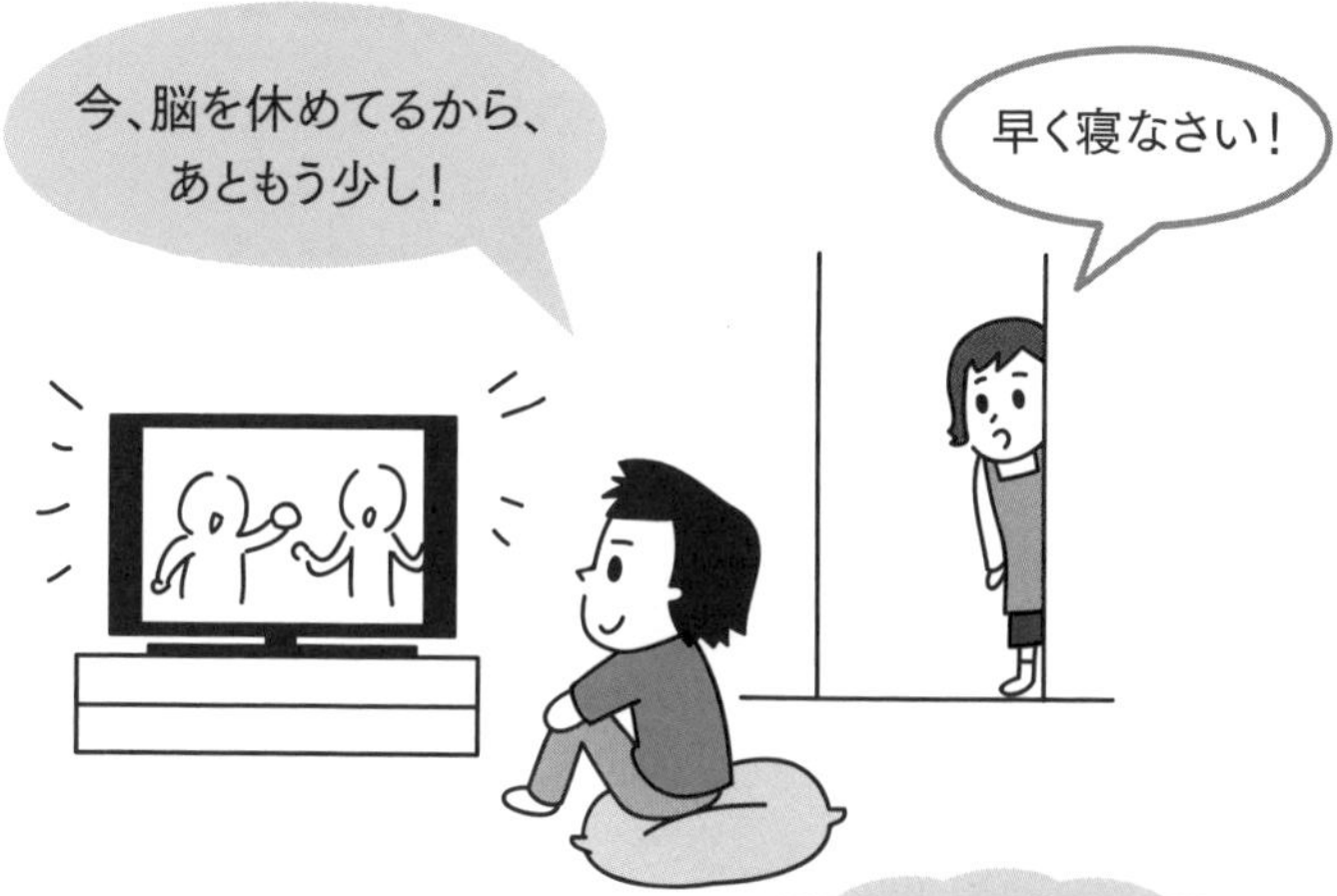
今、脳を休めてるから、
あともう少し！
早く寝なさい！

頭をフル活用した日は、
脳にもごほうびを与えよう

**疲れた脳を回復させたいなら、
楽しいこと、おもしろいことを
するのが効果的！**

疲れた脳を回復させるには、何もしないで休むより、
楽しいことやおもしろいことをすればいいんですね。
趣味がたくさんある人が、うらやましいなぁ。

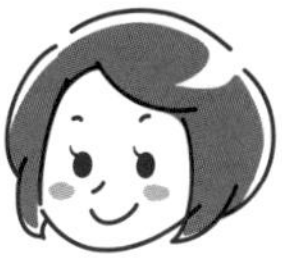

その通りです。私はスキーやゴルフ、絵を描くことが
大好きですが、好奇心をもって物事に取り組むと、
自然と趣味は増えますよ。

暗い表情をすると、脳の働きは悪くなる

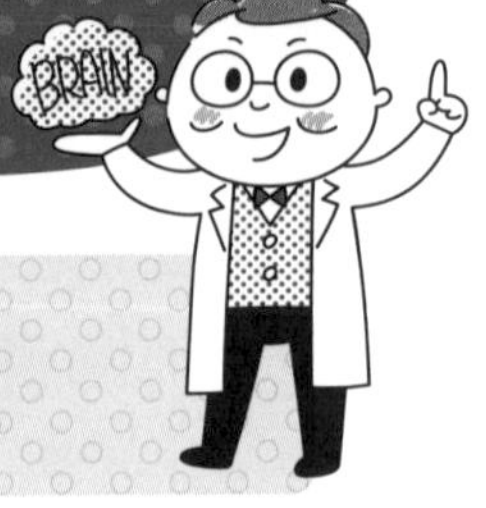

人は、幸せだから笑顔になるのではなく、笑顔でいるから、幸せを引き寄せているのかもしれません。

私が以前、日本大学医学部附属板橋病院の救命救急センターに勤めていたときのことです。上司としてスタッフに課していた、ある習慣がありました。

それは「鏡の前で最高の笑顔をつくってから、出勤すること」です。**笑顔をつくると、それによってスイッチが入って気持ちが明るいほうへと向かう**からです。

明るい気持ちになるだけで、脳の働きがよくなり、仕事のパフォーマンスも上がるのです。

笑顔をつくると否定的なことや暗いことは考えにくくなるものです。なぜなら顔の筋肉とＡ10神経群には密接な関係があるからです。Ａ10神経群のなかの「尾状核」は表情をつかさどっていますが、**楽しくて笑っているときは、Ａ10神経群が活発に動き、脳の働きがよくなります**。

一方で、特に楽しいこと、おかしなことがなくても笑顔をつくるだけで、顔の表情筋の作用で「尾状核」が刺激され、どこか楽しいような気分になるのです。

病院では脳の損傷によって意識を失っている患者さんをよく診ましたが、目や口の周りの表情筋を刺激して反応があれば、表情をつかさどっているＡ10神経群の尾状核の機能が残っていると判断して、治療にあたっていました。

笑顔で人と接し、明るい顔で仕事をすれば、それだけで脳はパフォーマンスを高めてくれます。まずは1日の初めに鏡に向かって、笑顔をつくる練習をすることから始めてみてください。

脳力アップのポイント

- 笑顔でいると、否定的なことや暗いことを考えにくくなる

家を出る前に、最高の笑顔をつくる習慣を!

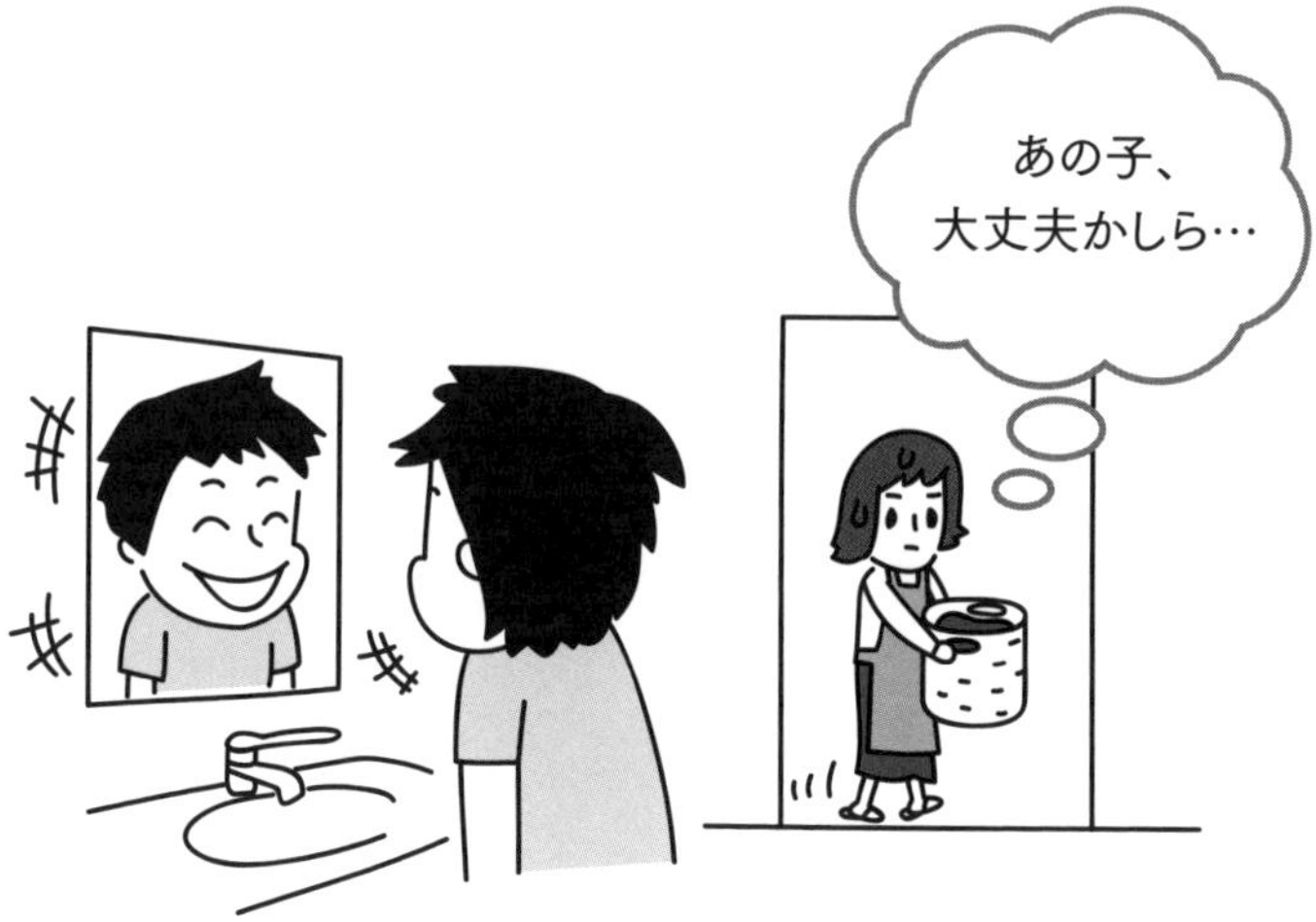

**笑顔をつくり、表情筋を動かすことには、
小顔効果もある!**

一方で、マスクをしているからと無表情でいると、
顔はたるみ、脳のパフォーマンスも下がる

たしかに、仕事ができる人を思い浮かべると、
いつも笑っている人が多い気がするなあ。

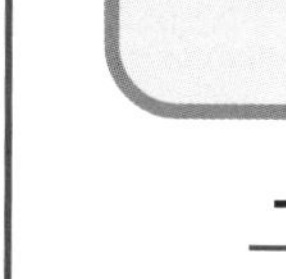

私も、常に笑っているといわれます（笑）
脳の機能についてちゃんと理解している人は
みな笑顔を絶やさないのだと思いますよ。

COLUMN

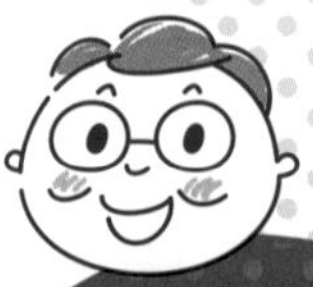

嫌いな人を好きになる工夫をすると、脳はレベルアップする

苦手な人との出会いは、脳機能を高めるチャンス

ストレスの多くは人間関係からくるといわれています。自分にとって好ましい人とばかり関係をもてればいいのですが、現実は苦手な人、嫌いな人ともつき合わなくてはいけないことが多々あります。

嫌いな人に対しては、端《はな》から「あの人はダメ」と決めつけ、ただ我慢をしてつき合う人も多いと思います。嫌いだなと思うときは、嫌な部分に対してだけ否定的になるのではなく、その人のすべてが嫌いになったりするものです。

しかし、どうせつき合うなら、少しでもストレスを軽くするほうがいいに決まっています。

では、そんな人とめぐりあったときは、どうすればいいのか。

苦手な相手との出会いは、脳機能を高めるチャンスととらえるのです。

そのためには、見ようとしなかった相手のいいところを探し出して、少しでも好きになることです。Ａ10神経群が「好き」とレッテルをはった情報に対しては、理解や思考が深まります。嫌いな相手を好きになるということをあえて行えば、脳は活発に働くのです。

相手の欠点を違う角度から見直してみる

私も組織のなかで働いているときに、苦手な人に出会うことはありました。でも、「この人には

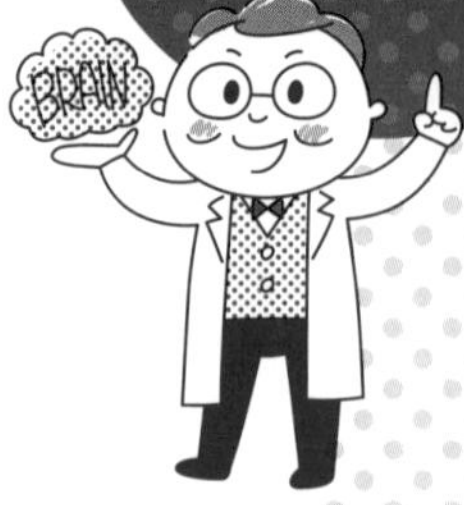

こんないいところもある」という部分を見つけ、それを相手に言葉にして伝えるようにもしました。すると相手は感謝して、こちらに少し好意をいだいてくれるという経験をたびたびしました。

そうなると、それまでの気まずい人間関係は改善し、何気ない会話をかわすのも楽しくなったりします。

どんな小さなことでもいいのです。相手を素直な目で見て、こういう点は素晴らしいなと感じれば、なるべくそこを見るようにするのです。

何気なく親切にしたり、気遣ったりしているのを見て、「あ、いいな」と感じるようにするのです。

あるいは、相手の欠点だと感じる部分は別の角度から見れば、長所としてとらえ直すこともできます。

たとえば、ズケズケものをいってくる点が苦手であれば、素直に感じるままをいっているのであって、計算しない実直な面があるんだろうなと考える。仕事で厳しいことをいってくるのは、会社のことを真剣に考えているからであって、情熱のあるまじめな人なんだなと思う。威張っているけれど、それは孤独や寂しさの裏返しであって、本当は優しい部分を根っこにもっているんだなと感じる……。

そうやって嫌だと感じる部分を違う方向から見れば、相手の印象は大きく変わったりします。

みなさんも、周りにいるちょっと苦手な人を好きになろうとする努力をしてみてください。

嫌いという感情を「好き」に変えることができれば、脳はとてつもなくレベルアップするはずです。

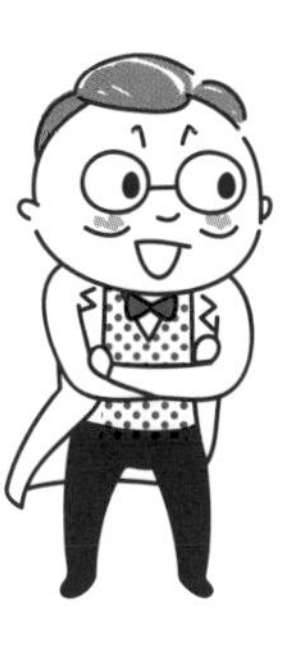

CHAPTER

3

脳に悪い習慣3

何でも いわれた通りにする

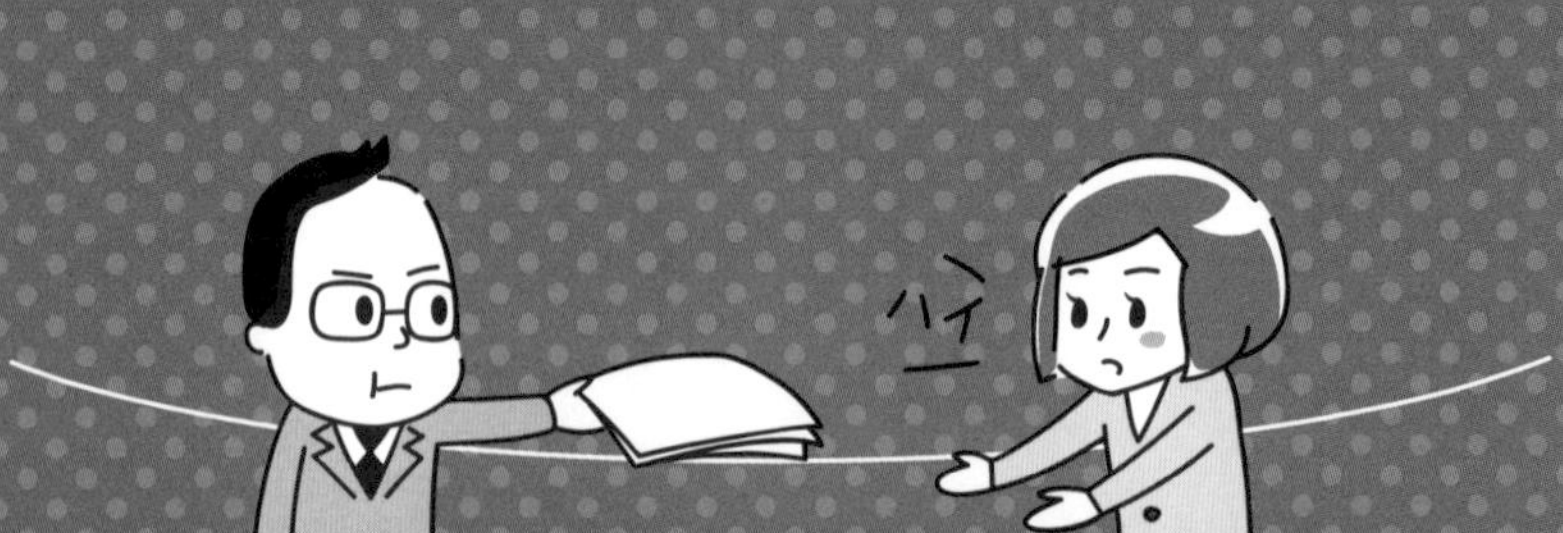

CONTENTS

このような傾向がある人は、必読！

□やる気が出ないときは、出るまで放置している
□目標を立てずに、ただがんばることが多い
□仕事では上司から指示されたことだけをやるようにしている
□部下には細かいところまで指示することが多い
□仕事が計画通りに進まないことが多い
□「コツコツ」と努力するのが好き
□ゴールが近づくと「あともう少し」と思って力を抜いてしまう
□緊張していると感じると、リラックスしようと努める
□プロセスよりも、結果がすべてだと思っている

脳は「ごほうび」がないと、働きが悪くなる

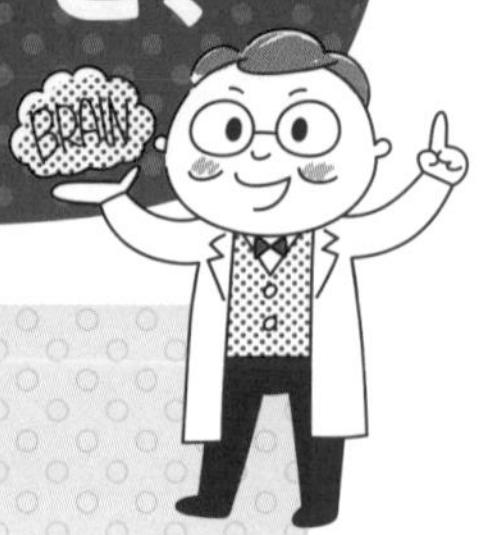

人間と同じで、脳も「ごほうび」が大好きです。ただ、やみくもに「ごほうび」を与えればいいわけではないので、注意が必要です。

脳は「ごほうび」があると思うと、よく働きます。脳のなかには、ごほうびがないとうまく働かないけれど、あると活発に機能する部分があります。その仕組みをご説明しましょう。

A10神経群でレッテルをはられた情報は、情報を理解・判断する前頭前野に入ります。それがプラスの情報であれば、「自己報酬神経群」にもち込まれ、さらに価値あるものにするために「線条体―基底核―視床」「海馬回・リンビック」に入ります。これらの神経群を私は「ダイナミック・センターコア」と呼んでいます。**情報がこのダイナミック・センターコアのなかをぐるぐる回ることで、「考え」「心」「記憶」が生まれてきます**。

ダイナミック・センターコアの前方に位置し、前頭前野と線条体―基底核―視床をつなげている自己報酬神経群は、「自分自身への報酬＝ごほうび」を与えられることによって機能する神経細胞群です。

脳にインプットされた情報の流れからわかるように、**自己報酬神経群が働かなければモチベーションは上がらず、思考力や記憶力も十分に発揮されません**。

自己報酬神経群は、「ごほうびが得られそうだ」という期待をもったときに、「ごほうびを得るために、がんばろう」と働きだします。主体性をもって自分から「ごほうびをもらうために、がんばろう」とならなければ、自己報酬神経群は積極的に働いてはくれないのです。

脳力アップのポイント

- **「自己報酬神経群」が働かなければ思考力や記憶力を発揮できない**

「ダイナミック・センターコア」をフルに活かす

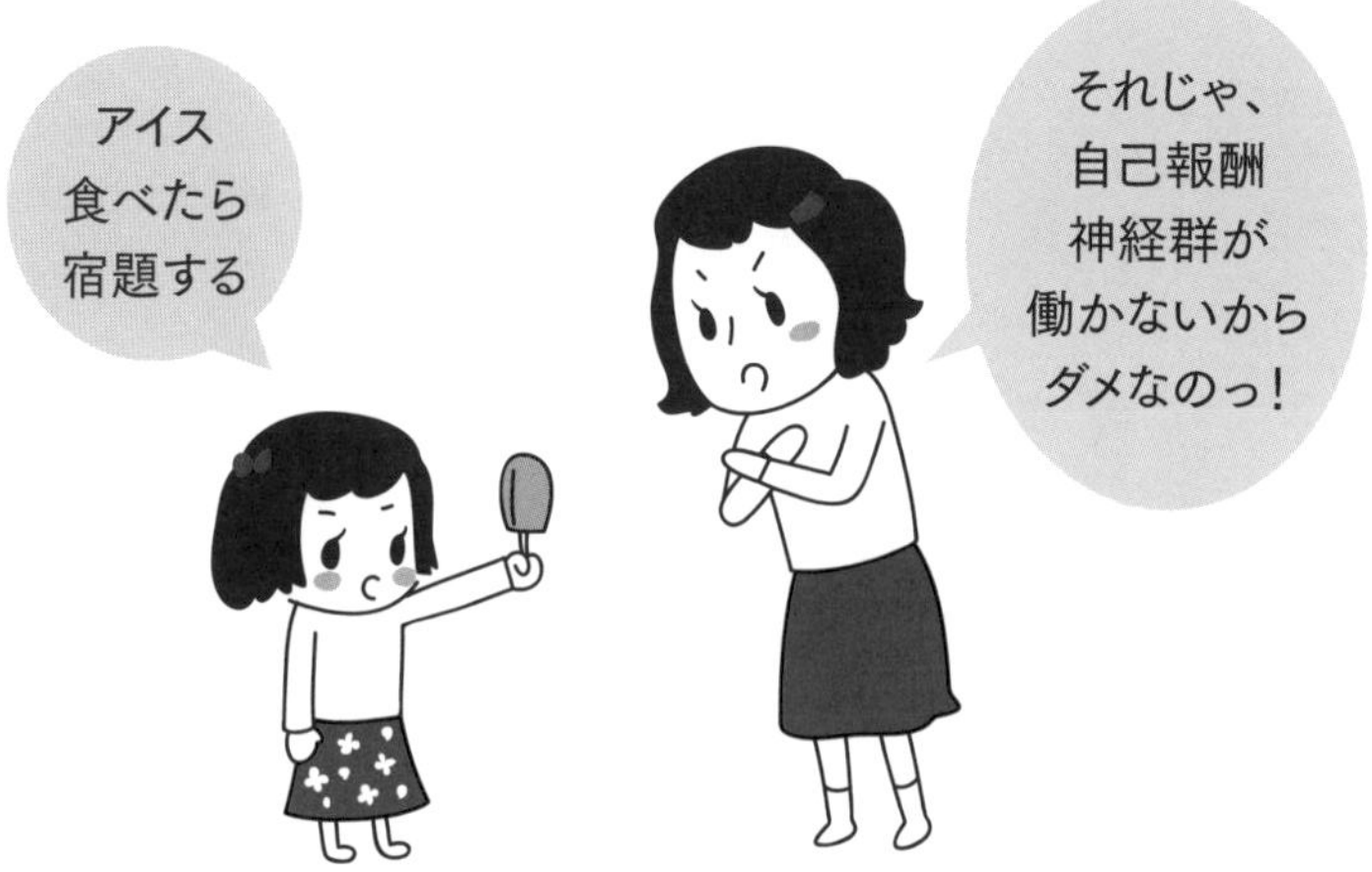
アイス
食べたら
宿題する
それじゃ、
自己報酬
神経群が
働かないから
ダメなのっ！

自分への報酬はタイミングを考えるべし

**大変な仕事や作業に対し、
モチベーションが上がらないときは
自分で「ごほうび」をつくろう！**

たまに、どうしてもやる気が起こらないときがあります。そういうときは「ごほうび」作戦で、脳を誘導するといいのかもしれませんね。

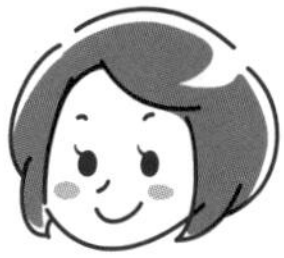

人間ですから、やる気のないときは当然あります。でも、脳の仕組みを知っていると、うまく誘導できるから、便利ですよ。

CHAPTER3-2

「がんばる」気持ちだけでは、結果は出ない

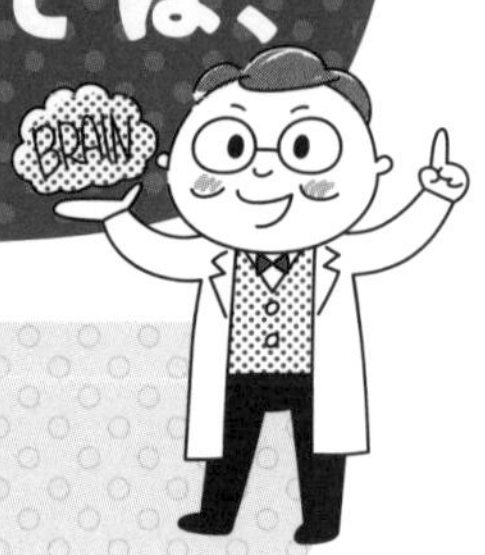

「がんばろう」という精神論だけでは、脳はがんばれません。目標と目的をきちんと理解することから始めましょう。

脳にがんばってもらうには、それを可能にする考え方が必要です。たとえば、精神論で「がんばります」とだけいっても、やる気が空回りするばかりで、脳はがんばれません。何をがんばればいいのか、よくわからないからです。

がんばるという気持ちとともに大事なのは明確に目標を決めることです。

目標とは「契約を月に15件取るために毎日３件の顧客と会う」「英語の試験でいい点を取るため単語を１日30個覚える」など具体的な内容のことです。

目標と目的は混同されることがありますが、この２つは別のものです。**目的を達成するには、やるべきことを具体化した目標がなければなりません**。

それを明確にしないで「がんばろう」と思っても、脳は効率的に働いてくれません。がんばること自体が目標になってしまうと、目的を達成しなくても「がんばったから」と納得して、終わりになりかねません。

本当はそこで達成できなかった理由をしっかり考えるべきなのです。そうすることで、がんばってやったつもりだったけれど、その手段に実は問題があったのではないかと気づけたりするのです。

目標の達成率を上げるには、まず目標と目的の両方をハードルが高くなりすぎないレベルで、しっかり設定することです。**目標と目的を定めたら紙に書いて部屋にはる**といいかもしれません。毎日見ると、努力が習慣化されるはずです。

脳力アップのポイント

- **何をすべきか、具体的な目標を明確にして、見る習慣をつける**

具体的な目標を決めていますか？

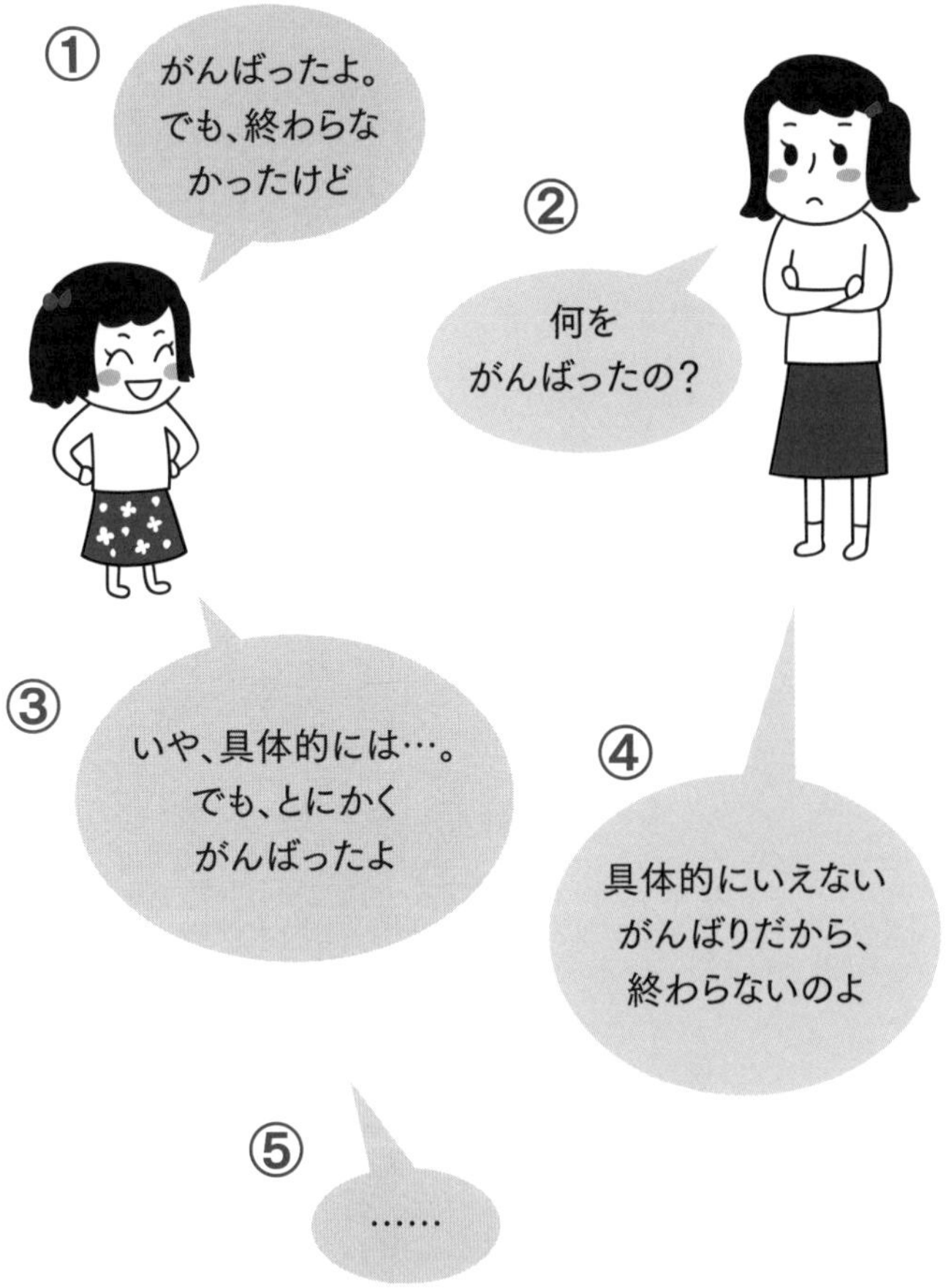
①
がんばったよ。でも、終わらなかったけど
②
何をがんばったの？
③
いや、具体的には…。でも、とにかくがんばったよ
④
具体的にいえないがんばりだから、終わらないのよ
⑤
……

具体的な目標を決め、
達成までをイメージできると、
脳のパフォーマンスは、とてつもなく上がる！

「いわれた通りにやる」では、成長できない

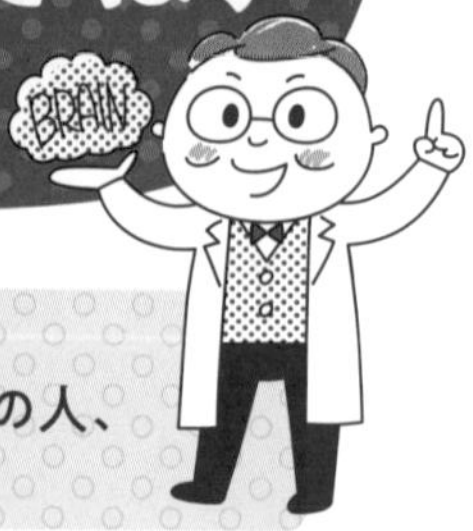

指示されたことをただやるだけでは、成長できません。教える立場、教えられる立場の人、両方に役立つ脳の仕組みを理解しましょう。

上司や先生の指示に素直にしたがっているだけだと、脳の働きが鈍くなり、思考する力が高まりません。

もちろん、いわれたことをちゃんと実行するのは大事です。しかし、それだけで終わってしまうと思考する機会がなく、成長もできません。

ごほうびが与えられそうなときに活性化する自己報酬神経群は「自分からやる」という主体性をもって、考えたり行動したりしなければ機能しません。**「主体的にする」ことがとても大事**なのです。

ただいわれたことを機械的にやるだけの受け身の人は、自己報酬神経群が働かず、考える力がはぐくまれません。ですから「上司に命令されたから」という従順さが部下に見えたら、上司は「部下が育たないぞ」と危惧すべきなのです。

仮に人から指示されても、「自分がやるからには、もっと何かプラスできないだろうか」「いわれたこと以外にも改善すべき点があるから、そこもついでに改良しよう」といった姿勢が必要です。

一方、指示にしたがうだけの場合、失敗をすると、「上司がそうしろといったから」と責任を安易に転嫁し、反省をしなかったりします。

主体性をもつということは、責任をもつことと表裏の関係にあります。主体性をもって事を行えば、思わぬ結果になってもそこで反省をし、改善ができます。**主体性のある失敗は、次なる成功への入り口**なのです。

脳力アップのポイント

- **指示されたことに従順なだけでは、思考力は深まらない**

どんな仕事でも主体的に取り組もう！

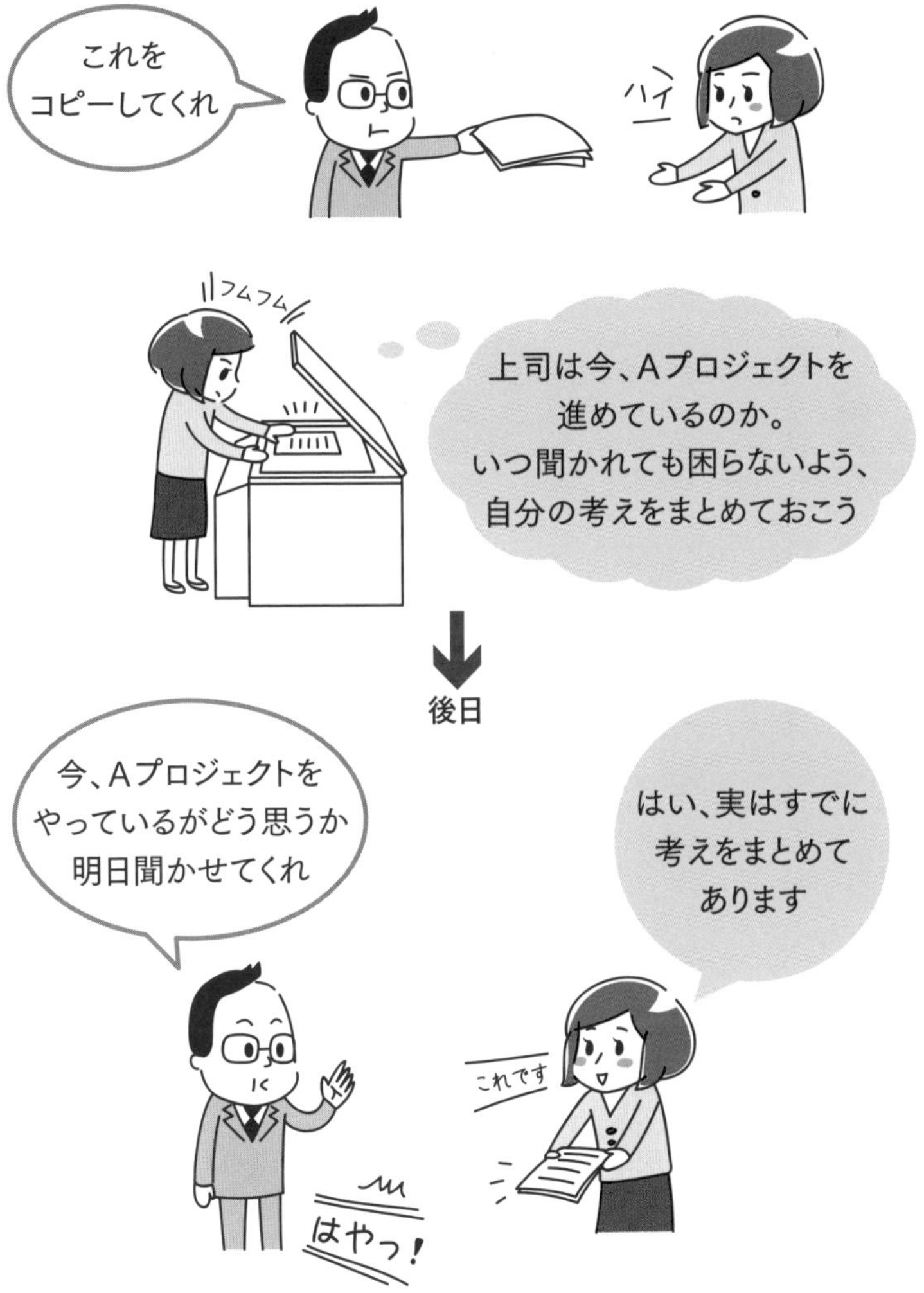
これを
コピーしてくれ
ハイ
フムフム
上司は今、Aプロジェクトを
進めているのか。
いつ聞かれても困らないよう、
自分の考えをまとめておこう
後日
今、Aプロジェクトを
やっているがどう思うか
明日聞かせてくれ
はい、実はすでに
考えをまとめて
あります
これです
はやっ！

主体的な取り組みの積み重ねが、
とてつもない成果となる！

CHAPTER3-4

締め切りを設けないと、作業ははかどらない

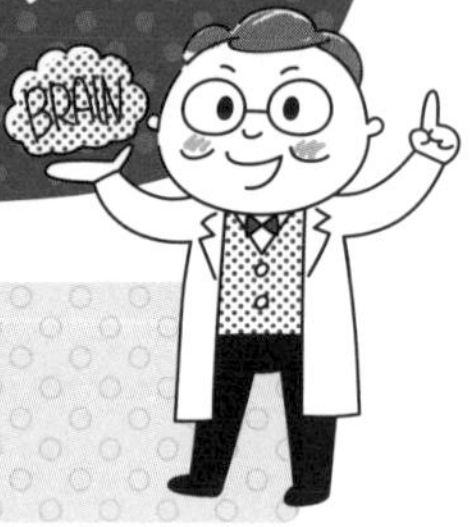

作業をするのに、いつも思ったより時間がかかってしまうという人に、とっておきの秘策をお教えしましょう。

仕事がなかなかはかどらない、しばしば計画通りに進まない、人と比べて作業が遅い……。そんなときにおすすめなのが、締め切りを設定するという方法です。いつまでにこの作業を終わらせると決めて取りかかると、集中力が高まり、作業のスピードは確実に上がります。

たとえば、人からある作業を頼まれたとき、①「いつでもいいので、やっておいてください」と、②「２日後までにやってください」という２つのいい方のうち、どちらが仕事の効率がよくなるでしょうか。

当然、②のほうが効率的で、集中力が発揮できるはずです。

期限を決める際、時間の区切りは、なるべく短めにするのがコツです。仮に20ページの資料を明日までにつくろうと思えば、「明日まで」ではなく、「30分で１ページつくる」と決めるのです。「明日まで」と思うと、他の作業を少しはさんだり、途中で何度も休んだりしがちで、遅れやすくなるからです。

私自身は締め切りを設定するとき「時間半分の法則」を使っています。**普通はこのくらいの時間でできるだろうという予測の半分くらいを、期限にする**のです。

これを思いついたのは、アメリカの大学で研究していたときです。留学という限られた期間で１分でもおろそかにできないと考えて始めたのですが、それによって私の研究への集中力は一気に高まり、何事においてもてきぱきとこなせるようになりました。

仕事や勉強において「時間半分の法則」を使うと、作業にかかる時間がそれまでとは大きく変わるのを、きっと実感できるはずです。

仕事のスピードを上げたいときは期限を短めに設定する

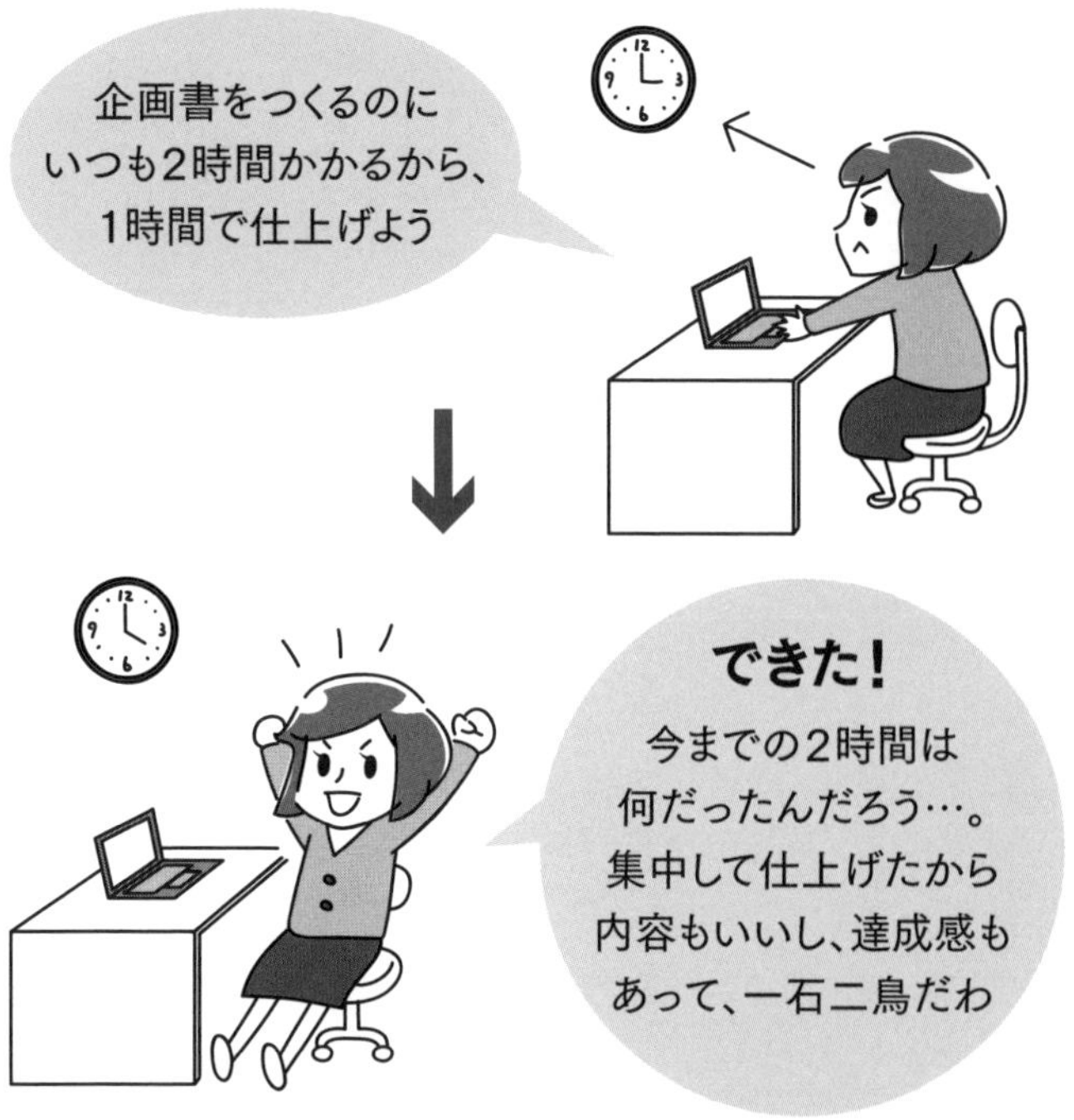
企画書をつくるのに
いつも2時間かかるから、
1時間で仕上げよう
できた！
今までの2時間は
何だったんだろう…。
集中して仕上げたから
内容もいいし、達成感も
あって、一石二鳥だわ

仕事や作業をするとき、自分で「○時までに終わらせる」と決めるだけで、驚くほど集中力はアップする。一方で期限を設定しないと、気がついたらスマホをチェックしていた、なんてことも！

通常の半分の時間ですまそうとする「時間半分の法則」が身につくと、今までなぜあんなに時間がかかっていたのだろうと不思議になりますよ。

CHAPTER3-5

「コツコツ」やると、成功の確率が低くなる

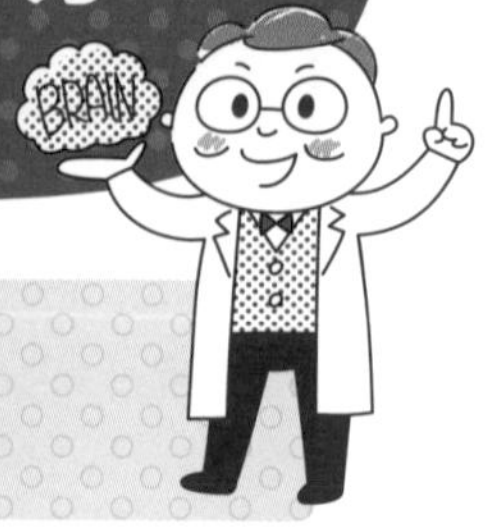

「コツコツ」努力することは大切なことだと思われているふしがありますが、必ずしも、そういうわけではないのです。

まじめにコツコツ取り組む人が、最後に大事なものをつかんで成功する。一般にはそう信じられています。しかし、その考え方には落とし穴があります。

「コツコツ」やるという発想には、「失敗しないよう慎重にしよう」という「自己保存」のクセが隠れているからです。

「失敗しないようにしよう」という考えには「失敗するかもしれない」という不安が潜んでいます。「失敗しないよう慎重に」と思いながら前にゆっくり進むことは、「失敗したらどうしよう」という不安とともに進んでいることを意味しています。「失敗するかもしれない」は、脳にブレーキをかける否定語です。つまり、「コツコツ」やるのはアクセルと同時にブレーキも踏んでいる状態ともいえます。そうすると、**集中力の低下を招くことになり、効率がよくない**のです。

「コツコツ」やるのがさほどよいことでないのなら、どうすればいいのでしょうか。それは**「全力投球」をする**ことです。決断・実行を速くし、達成に向かって一気に駆け上がる。仕事で大きな課題をやり遂げようとするとき、スポーツで勝負に勝とうというとき、もっとも大事なのは「全力投球」です。そんなときに「コツコツ」やる姿勢でやっていれば、確実に集中力は低下してしまいます。

脳のもてる力を最大限に発揮し、集中してことを成し遂げるには、あくまで「コツコツ」やるのではなく、「全力投球」するべきなのです。

脳力アップのポイント

- **結果を出すには、決断・実行を速くし、一気に駆け上がる**

どこまで全力投球できるか

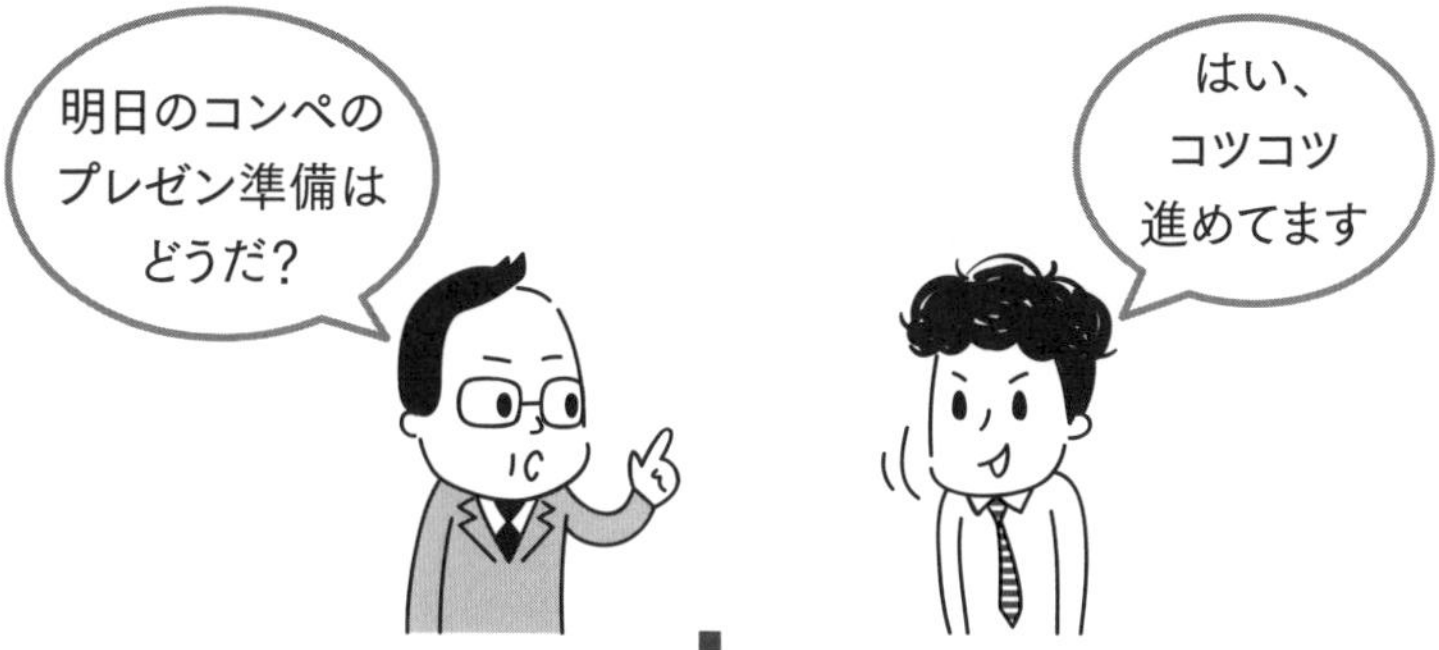
明日のコンペのプレゼン準備はどうだ？
はい、コツコツ進めてます

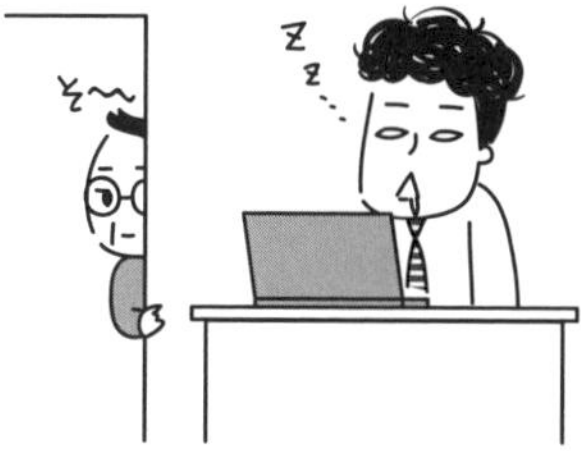
そ〜

コツコツという意識では、脳のパフォーマンスは下がる

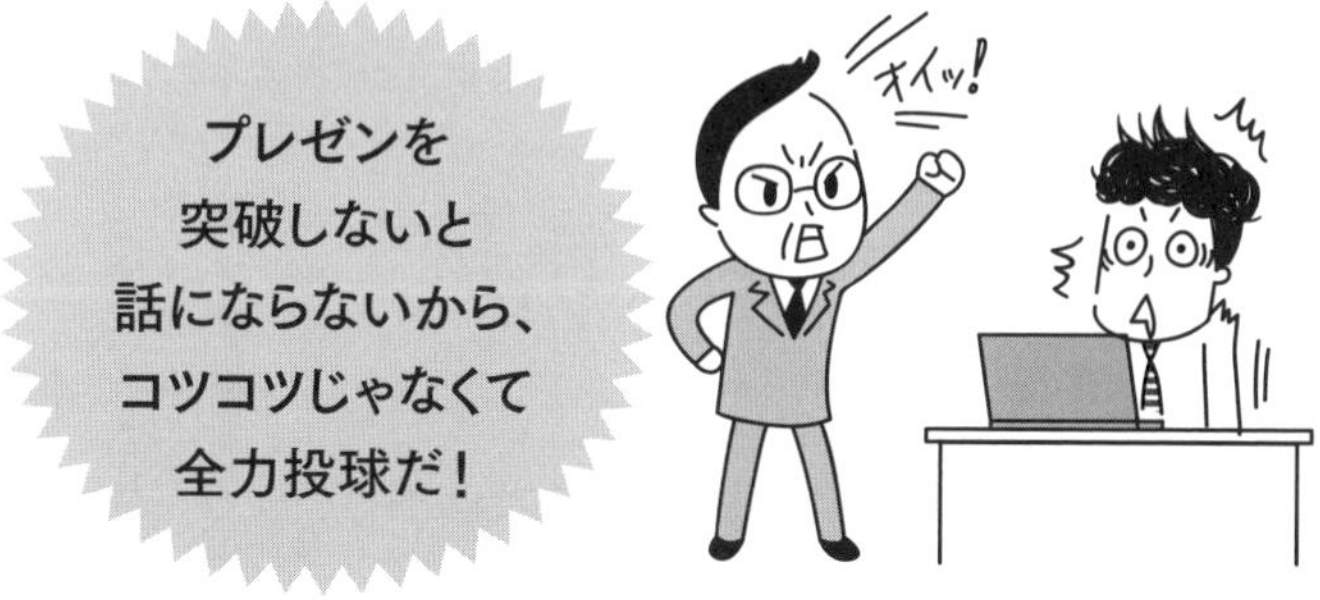
プレゼンを突破しないと話にならないから、コツコツじゃなくて全力投球だ！
オイッ！

脳の力を最大限に発揮するには「コツコツ」ではなく、「全力投球」で取り組もう！

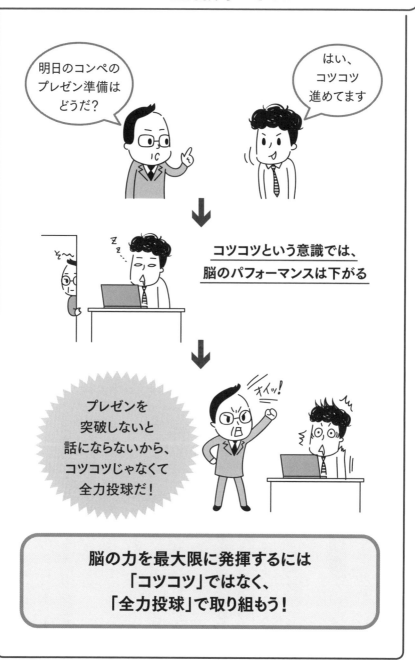

「もうゴールだ」と思うと、脳にブレーキがかかる

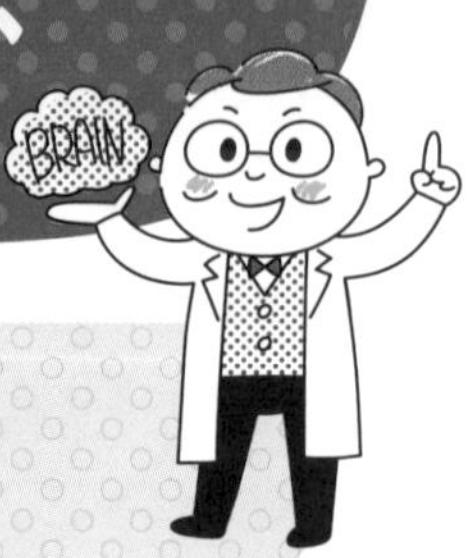

人は何かの終わりが見えると
「あと、もう少しだ」と思ってしまうものです。
ただ、そこには「落とし穴」が潜んでいるのです……。

モチベーションを左右する自己報酬神経群をうまく働かせるには、ちょっとしたコツがあります。

仕事でも勉強でも、「もうすぐ終わりだ」と思った瞬間、自己報酬神経群の働きは鈍くなります。つまり自己報酬神経群が「もうこのことは処理しなくていい」と判断して、モチベーションを失うのです。

ですから**「だいたいできた」と考えるのは、脳の働きをわざわざストップさせる**ようなものです。

あるトップクラスのマラソン選手は、「もうゴールだと思うと失速する。だから、ここからが本当の勝負だと考えるようにしている」と話していました。

仕事でも、それと似たようなことはたくさんあります。がんばって進めてきたプロジェクトが完成間近になったとき「ここでちょっと一息入れよう」と休憩モードになることがあります。

しかし、そこで気を抜いてはダメなのです。**休むことなく一気にゴールまでもっていくことが、パフォーマンスを下げないためには必要**なのです。

物事がもう少しで達成できそうというときこそ「ここからが本番だ」と考えてください。なぜなら、そのように思うと、脳の血流量が増え、脳神経細胞がより活発に働き始めるからです。

ゴールに到達するまでに残された距離をしっかり認識し、それまでは一寸たりとも手を抜かないと決意することではじめて、いい結果へとつながるのです。

脳力アップのポイント

- **「だいたいできた」と思うと、脳は「止まっていい」と勘違いする**

「あともう少し」を「ここからが本番」に切り替える

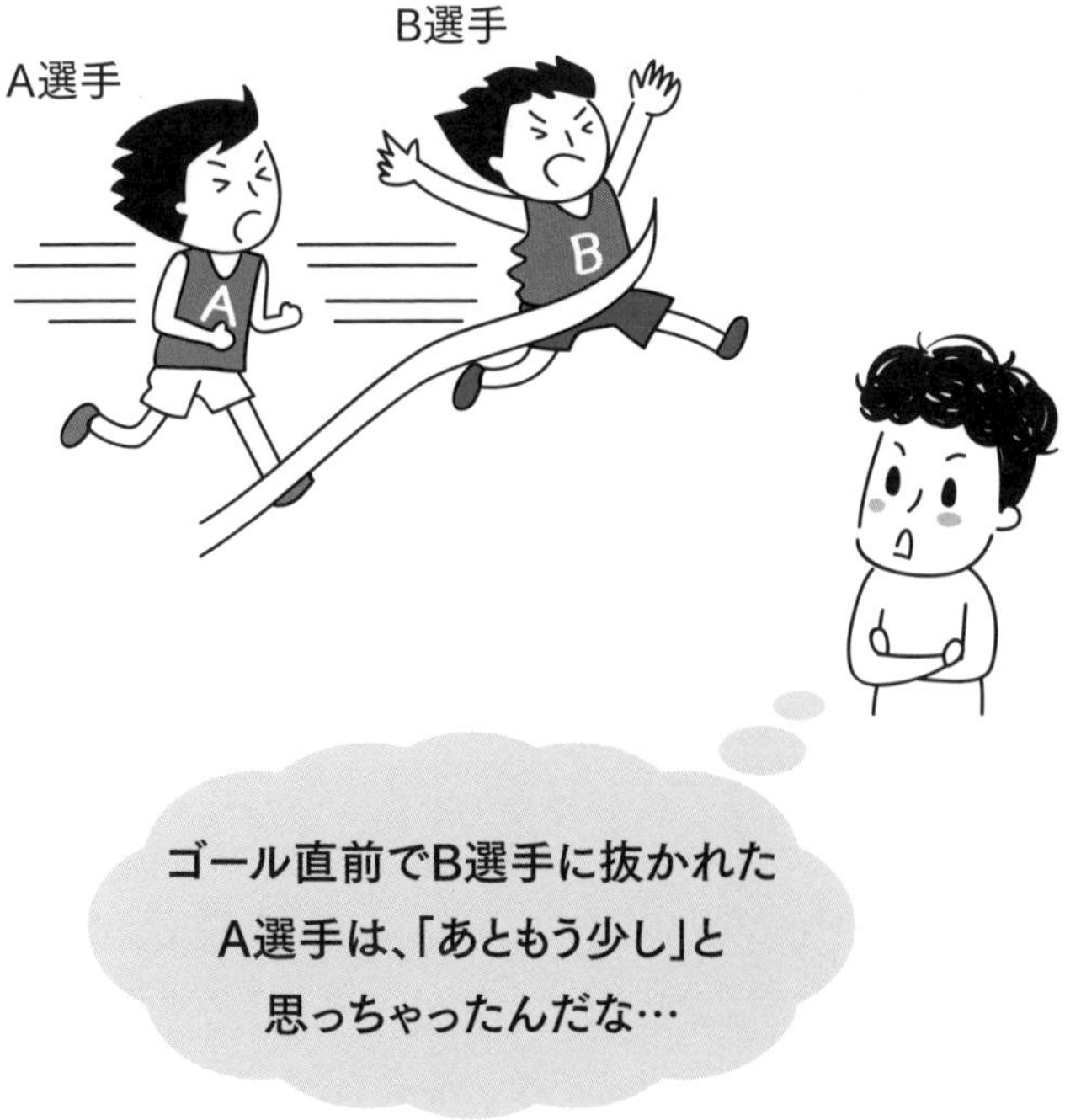
B選手
A選手
B
A
ゴール直前でB選手に抜かれた
A選手は、「あともう少し」と
思っちゃったんだな…

試験でも仕事でもスポーツでも
最後に近づくほどに
「ここからが本番だ」と思おう！

もう少しでゴールというときこそ、「ここからが本番だ」と考えるクセをつける。すると何事においても完成度が高まり、勝負ごとでも成功しやすいですよ。

CHAPTER3-7

「ここぞ」というときにリラックスしない

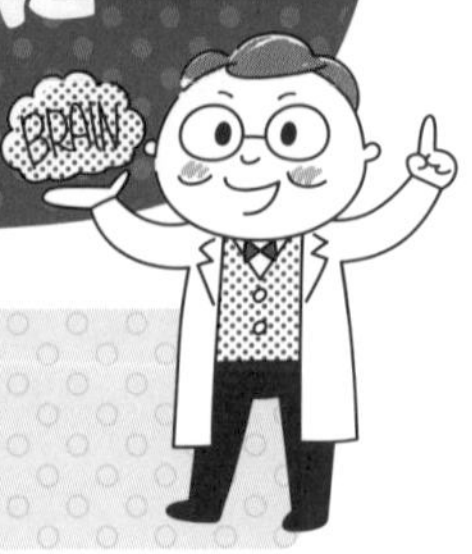

緊張には「よい緊張」と「よくない緊張」があることをご存じですか？大事な場面で、必ずしもリラックスしなくていいのです。

進路を決める試験に臨むときや、仕事で大事なプレゼンを前にしたときなど、「ここぞ」という場面では緊張を覚えるものです。

そんなとき、緊張が強すぎると、「ここでリラックスしなければ実力が発揮できないぞ」と焦ったりします。

しかし、それは間違っています。

「緊張はよくない」というのは誤った常識です。緊張には「よい緊張」と「よくない緊張」の２つがあり、いかに「よい緊張状態」をつくるかがポイントなのです。大事な場面で緊張をうまく活用するには、緊張状態が脳や身体にどのような作用を及ぼすかを知っておいたほうがいいでしょう。

緊張は、基本的には脳や身体の調子を上げる働きをします。気持ちが高まると、交感神経が刺激されることでアドレナリンが放出され、「よし、やるぞ！」という積極的なモードになります。脳や手足に酸素がたくさん送りこまれ、身体全体の活動が活発になります。つまり、**緊張を上手に使えば、脳がもっている力を最大限に発揮できる**のです。

ただ、緊張も強すぎると、十分に力を発揮できなくなります。過度な緊張状態にあるときは、自律神経が刺激されて、血中のカテコラミン濃度が上がります。それによって筋肉が強ばり、心臓の鼓動が速くなって手や足が震えるなど逆効果になってしまいます。

自律神経は自分の意思でコントロールできませんが、**腹式呼吸を深くゆっくりくり返すと、自律神経の緊張をゆるめる**ことができます。この呼吸法を習慣化し、身につけておくと、大事な場面で「よい緊張」ができるでしょう。

緊張はコントロールできる！

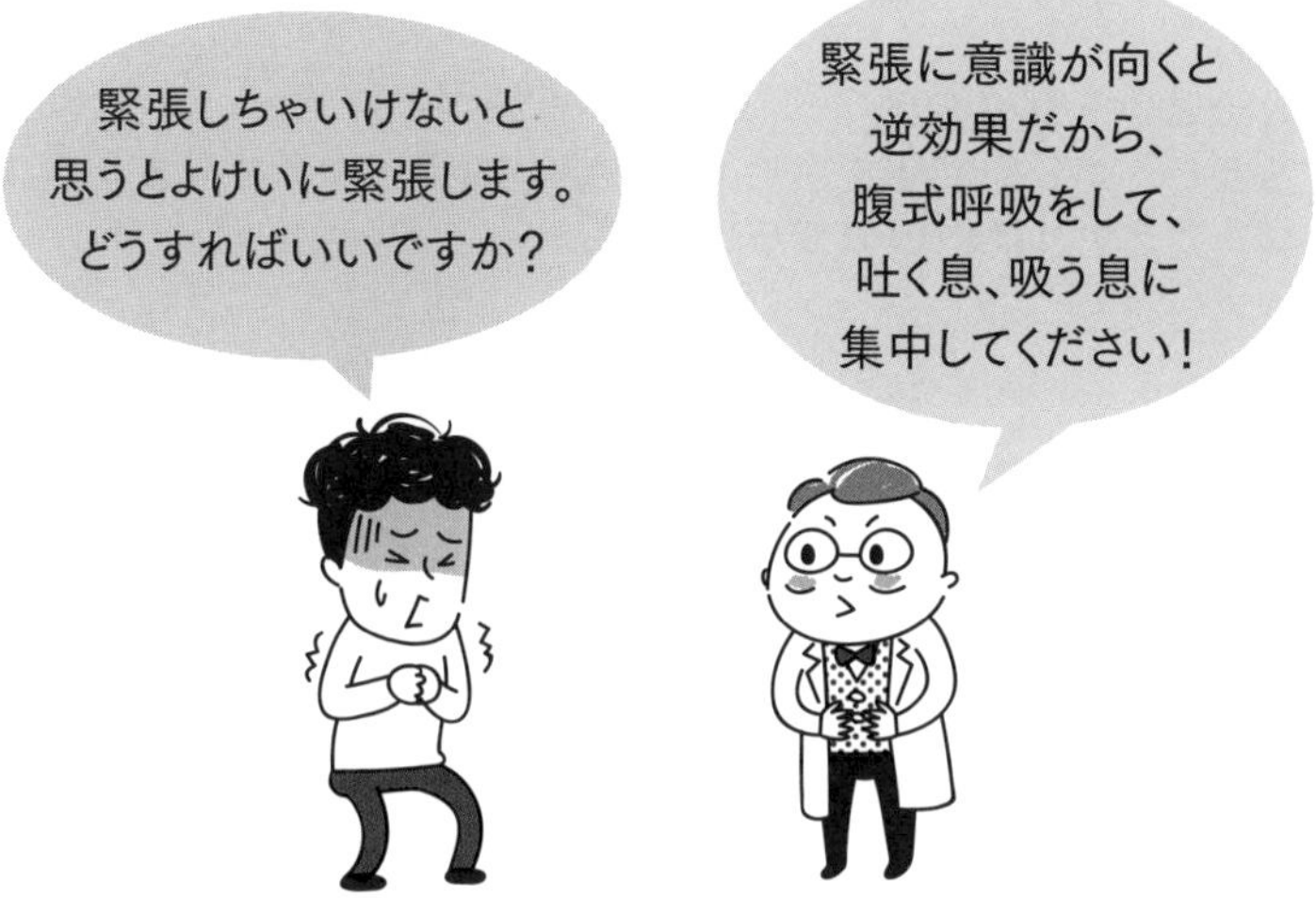
緊張しちゃいけないと
思うとよけいに緊張します。
どうすればいいですか？
緊張に意識が向くと
逆効果だから、
腹式呼吸をして、
吐く息、吸う息に
集中してください！

●腹式呼吸のやり方

①背筋をまっすぐに伸ばし、お腹に手をあてる

②口からゆっくりと息を吐きだす

③吐ききって、お腹がペタンコになったら、今度は鼻から息を吸い込む

④これを5〜10回ほどくり返す

腹式呼吸は、試合や試験、スピーチの前など
いろんな場面で使えそうですね！

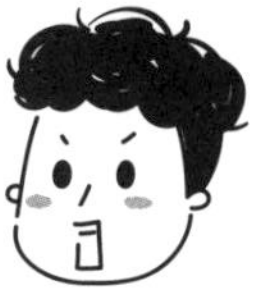

その通りです。心配ごとがあって、夜なかなか眠れない
ときなども、ベッドのなかで腹式呼吸をすると気分が
落ち着きますから、おすすめですよ。

プロセスを大事にしないと、いい結果が生まれない

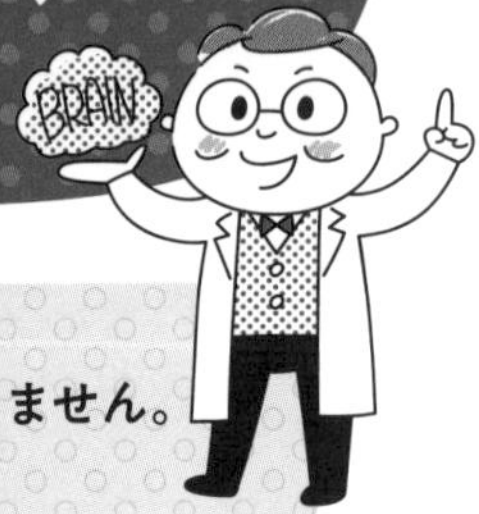

勝ちたいという気持ちが
強すぎると、焦りや緊張を生むため、いい結果につながりません。
ならば、どうすればいいのでしょうか?

仕事やスポーツでは、常に結果が求められます。しかし、成果を上げたい、勝ちたいという気持ちが強すぎるのは、脳の働きにとってはマイナスです。

数々の輝かしい記録を打ち立てた元メジャーリーガーのイチローさんは、当時のインタビューで、「記録はあまり意識していません。常に一打席、一打席に集中することしか考えていません」と語っています。一回ごとのバッティングにすべての力を注ぐというくり返しが、結果的に記録になったにすぎないというわけです。

みなさんにも、仕事で我を忘れて打ちこんだら思わぬ結果につながったとか、スポーツの試合で無我夢中でやっていたら勝っていた、といった経験があるのではないでしょうか。

目の前のことに集中し、こなすべきプロセスに全力を傾けるということが、おのずといい結果を導くのです。

ただ、結果を気にせず、ひたすら無心にこなすということは、実際にはむずかしいものです。

目標を定めることで自己報酬神経群を刺激された脳は、成果を上げたい、勝ちたいといった気持ちをもつのが自然だからです。

しかし、結果に気持ちが引っ張られすぎると、不要な焦りや緊張を生んで、実力を十分発揮できなくなってしまいます。ですから、**目標を定めたら、あとはひたすら目の前のことに集中する**ようにしましょう。

脳力アップのポイント

- **プロセスを大事にすることで、おのずといい結果が生まれる**

結果にこだわると、脳にとってマイナスになる

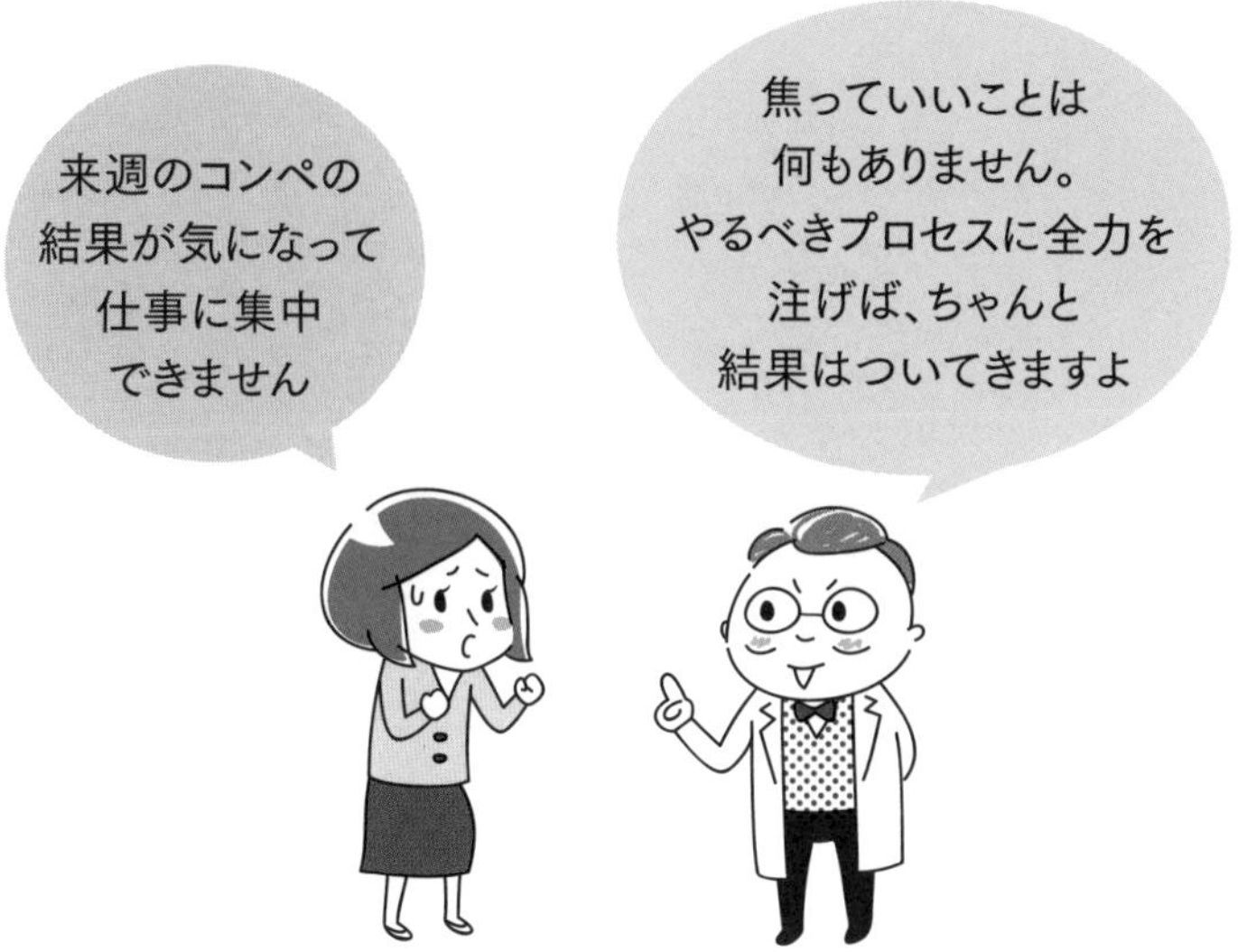
来週のコンペの
結果が気になって
仕事に集中
できません
焦っていいことは
何もありません。
やるべきプロセスに全力を
注げば、ちゃんと
結果はついてきますよ

●焦って集中できないときの解決法

- 腹式呼吸を5～10回くり返す
- ラジオ体操やストレッチをして、まずは身体をほぐす
- 睡眠を十分とって、朝起きたら必ず日光を浴びる

何かがうまくいってほしいと思うから、結果にこだわるわけですが、脳にとっては、それが逆効果なんですね。

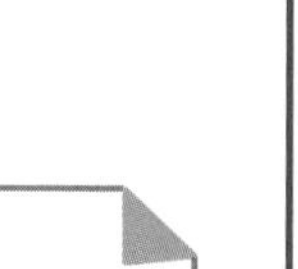

その通りです。「これだけ一生懸命やったんだから、結果はもうどうでもいい」と思えるほど全力を注げば、仮にいい結果でなくても、後悔は少ないはずですよ。

CHAPTER

4

脳に悪い習慣4

スマホをよく見る

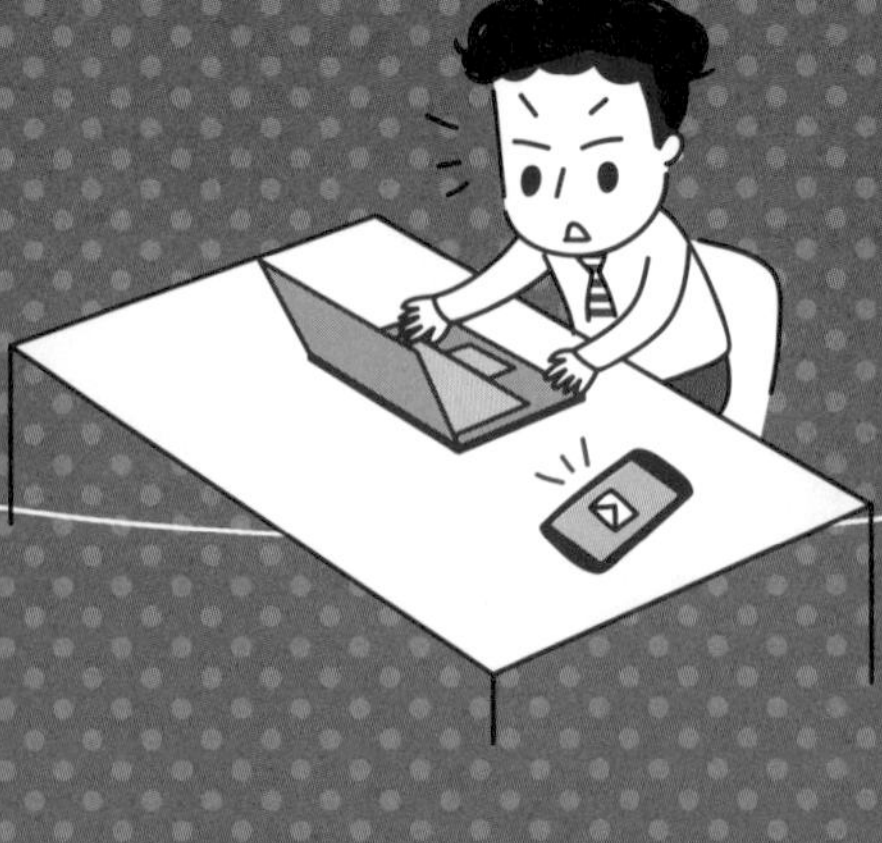

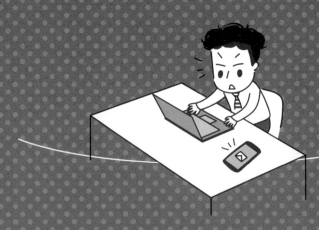

CONTENTS

このような傾向がある人は、必読！

- □暇があると、スマホをチェックしている
- □移動中はほぼスマホを見ている
- □常にスマホを目の届く範囲においている
- □スマホの電源を切ることはまずない
- □1日中誰とも会話をしない日がけっこうある
- □3日連続で誰とも話さない日がある
- □スマホにはメリットしかないと思っている
- □肩や首のコリがひどくなった

CHAPTER4-1

スマホを見すぎると、「考える力」が弱くなる

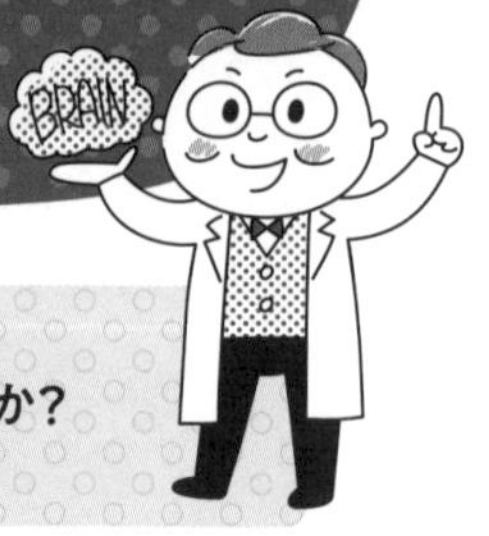

スマホの膨大な情報に触れていると、脳の機能が常に受け身になることをご存じでしたか？スマホの見すぎには要注意です！

スマホは今や人々の生活にとって欠かせないものになっています。スマホは仕事や生活における便利さだけでなく、娯楽として楽しめる時間も提供してくれるからでしょう。

しかし、いいことばかりではありません。弊害もたくさんあります。とくに脳機能にとっては、よくない側面がいくつもあります。

一つは、考える力に対するマイナスの影響です。スマホには、ありとあらゆる分野に関する膨大な情報が溢れています。そんな**おびただしい情報に次から次へと半ば無自覚に触れていると、脳内における情報処理作業は、とても粗いものになります**。

大脳皮質神経細胞が認識した情報が、A10神経群→前頭前野→自己報酬神経群→線条体－基底核－視床→海馬回・リンビックといった神経群が連合したダイナミック・センターコアのなかをぐるぐる回ることで、思考が深まることはすでにお話しした通りです。

思考や心の質を高めるには主体性をもって情報を積極的に選び、かつそれらがモチベーションを高めてくれるものとして脳に受け取られなければなりません。

ところが、スマホで漠然とたくさんの情報を矢継ぎ早に拾っていくような受け身の姿勢では、A10神経群を動かす積極的な感情は生まれません。

その結果、**思考は深まることなく、心が本当の喜びや楽しさで満たされることもなくなります**。

最近、若い世代を中心に読解力などの考える力が弱くなってきていることが指摘されていますが、これはスマホによる影響が大いにあると思います。

毎日何かについて思考を深めていますか？

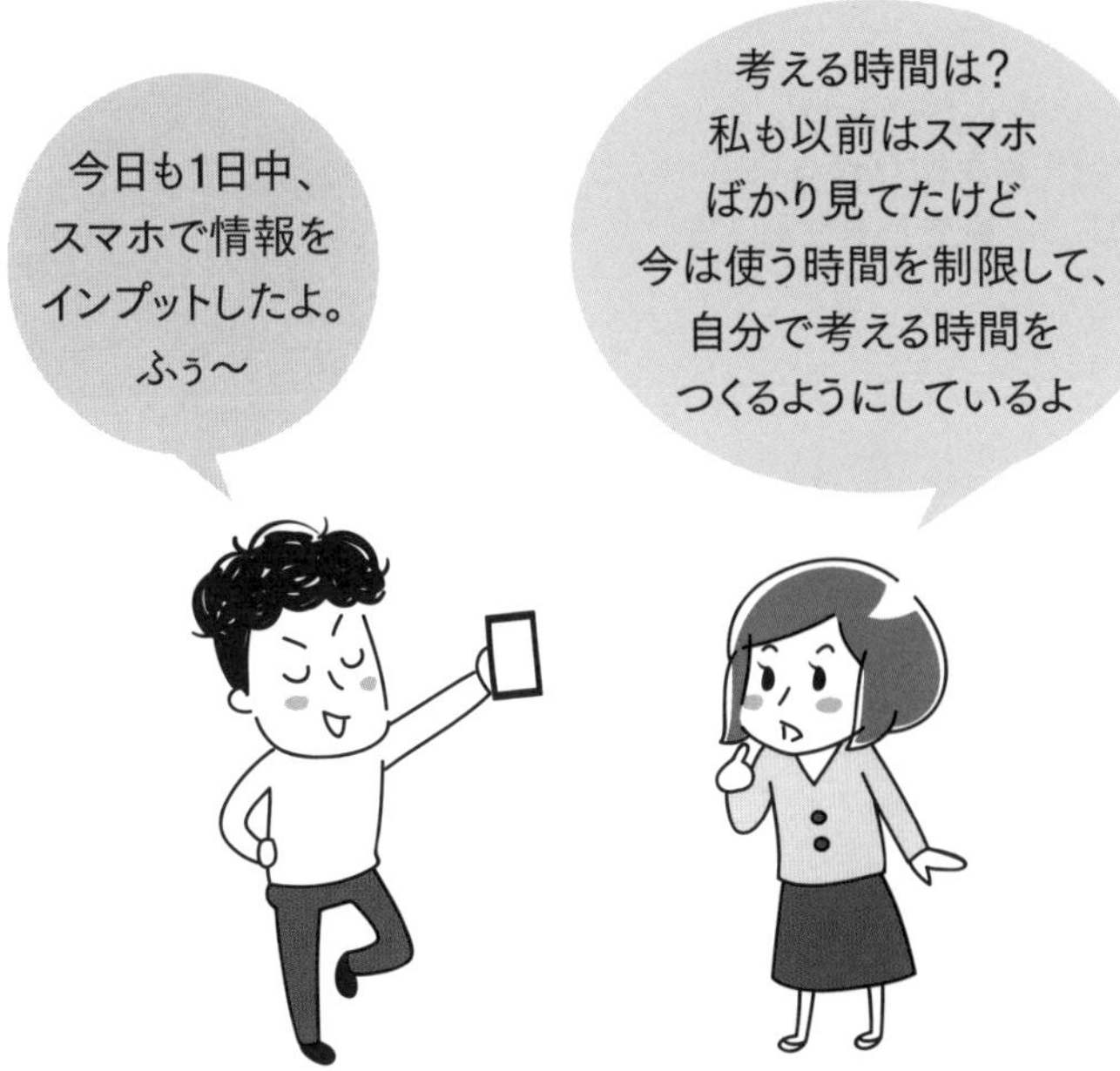
今日も1日中、
スマホで情報を
インプットしたよ。
ふぅ～
考える時間は？
私も以前はスマホ
ばかり見てたけど、
今は使う時間を制限して、
自分で考える時間を
つくるようにしているよ

さて、近い将来
AIに取って代わられるのは、どっち？

以前はすきま時間にはスマホを見て、情報収集していましたが、スマホの時間を制限するようになって、思考力がついた気がします！

人間の脳は、情報処理においてAIにかないません。AIに仕事を奪われたくないのであれば、自分の頭で考える時間をなるべく多く取るようにしてくださいね。

スマホ断ちして、集中力や記憶力を高める

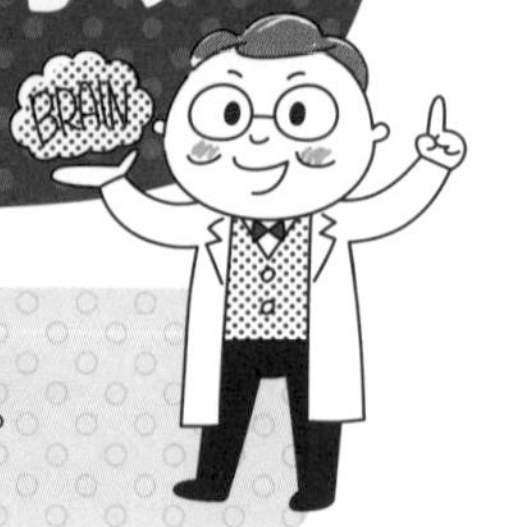

「いい仕事をしたければ、スマホの電源を切りなさい」——これは私からの提案です。理由を詳しく見ていきましょう。

スマホの使いすぎは、思考力を下げるという弊害があるわけですが、もう一つ気をつけたいのが「集中力の低下」です。

あなたは仕事や勉強の合間に、どのくらいの頻度でスマホを見ますか？

メールの着信音が鳴ったらメールをチェックして返信を打ったり、ふと気になることが頭に浮かべば検索して調べたりと、たびたび作業を中断させたりしていないでしょうか。

スマホを頻繁に見ることで作業の効率はかなり落ちているはずです。集中力を高めたいときは、スマホを自分の周りから遠ざけたり電源を切ったりすべきです。

スマホに気を取られることで低下するのは、集中力だけではありません。**記憶力も悪くなります**。脳には新しい情報に瞬時に反応するクセがあるからです。

インターネットで何かを調べようとしたとき新着メールに気づいて読んでいるうちに、何をしようとしていたか忘れてしまった……などは経験済みでしょう。

このように**脳にとって新しい情報がもたらされると、やろうとしていたことが脇に押しやられてしまう**のです。

仕事中や勉強中のスマホのチェックは、まさしく脳にとっての新しい情報になるわけで、せっかく理解や記憶をしようとしている脳の作業をじゃましてしまいます。

作業をするときは「スマホを断つ」。それを実行するだけで集中力が上がり、仕事の効率は驚くほどよくなります。

脳力アップのポイント

- 作業中のスマホチェックは、集中力と記憶力を著しく低下させる

スマホの誘惑に打ち勝つには?

集中力が高まった時間は宝物。
スマホにじゃまされないように

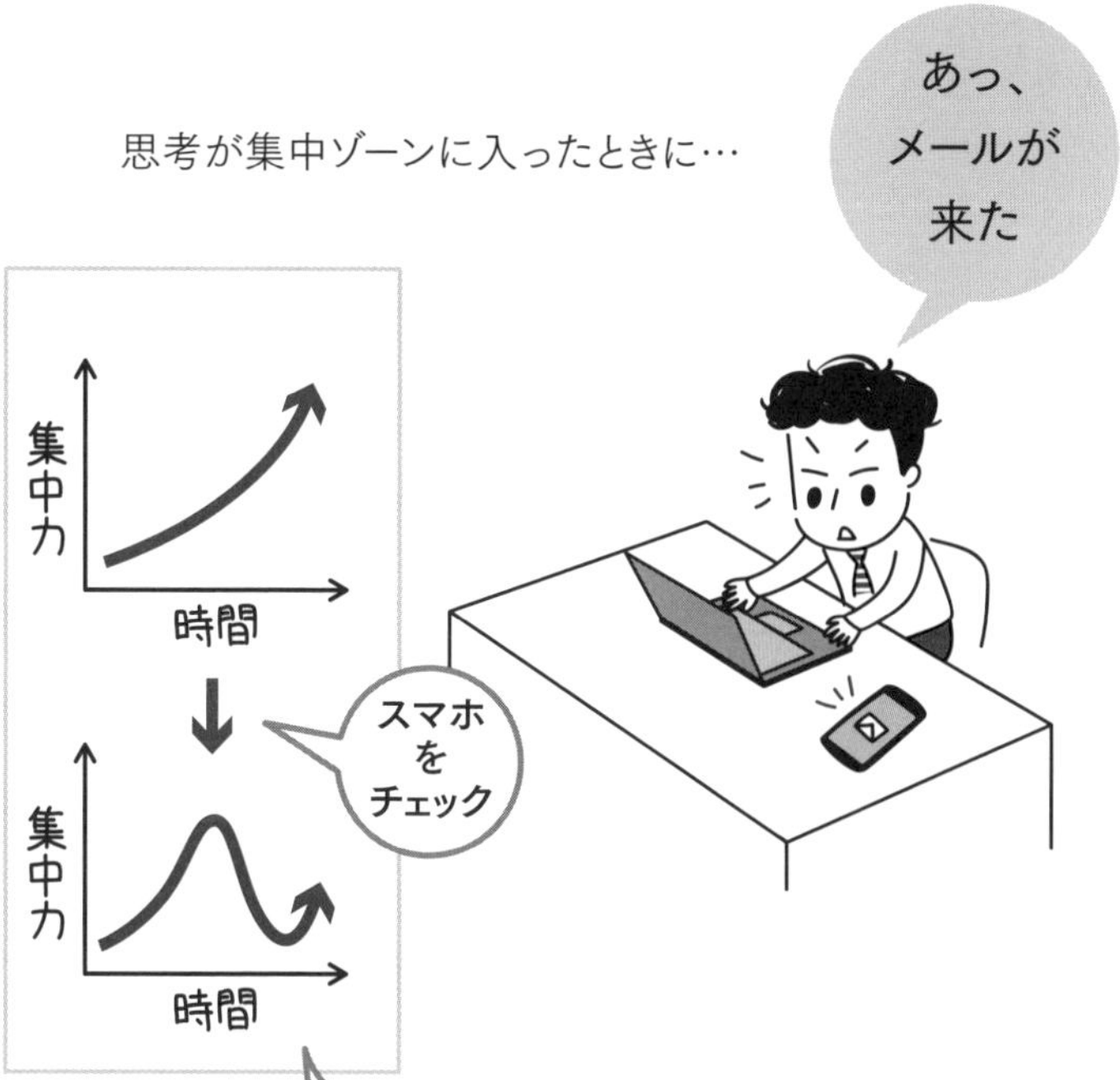

思考が集中ゾーンに入ったときに…
あっ、メールが来た
集中力
時間
スマホをチェック
集中力
時間

せっかく時間をかけて集中ゾーンに入った思考は、スマホを意識するだけで、またたく間にゼロに戻る

こんなもったいないことをくり返していませんか?
集中力をスマホに奪われるなんて、本末転倒。
スマホを遠ざけるだけで、すべてが解決する!

「ひとり時間」を長くしない

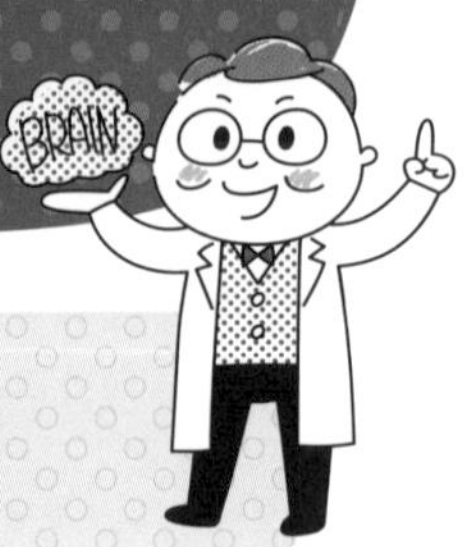

このご時世、終日ひとり時間を余儀なくされることもあるでしょう。しかし、3日間誰とも直接話をしていない状態は、なるべく避けましょう。

ネットで買い物をしたりオンラインで仕事をしたり、1日中外に出なくても問題ないという人が昨今増えています。家で過ごす時間が増えると、人と直接接する機会は減ります。しかし**実際に顔を合わせ会話をすることは、実は人の脳にとってとても重要な意味をもっています。**

人が考えや気持ちを相手に伝えられるのは、脳のA10神経群を介して互いに同期発火（左図参照）を起こすからです。さらに思考や感情をポジティブに共有すれば自己報酬神経群が同期発火し、脳の機能を活性化します。「楽しい」「すごい」などの気持ちが生まれ、深いコミュニケーションが可能になります。

ふだん、仕事で人と会ったり、あるいは友人、知人と会って楽しい会話をしているという人の脳は、他人と同期発火する機会が多いため、それによって思考力や記憶力が高められているはずです。ですから、人と会って話をする機会が少ないという状況は、脳にとっては非常によくないことなのです。スマホを見ていると、ついついひとりで過ごす時間が増えます。SNSなどで人とつながっている人は多いでしょう。でも、面と向かって相手とコミュニケーションをすることと、オンライン上でのそれとでは、**会話の質も深さもまったく違います。**

スマホなどに依存して「ひとり時間」を増やすことは脳の機能を低下させる要因にもなりうるので、人と会って話す機会をできるだけつくるようにしましょう。

脳力アップのポイント

- **SNSで会話をするのもいいが、実際に会って話すことも忘れずに**

人と会って話をするだけで、脳は活性化する

※同期発火とは、自分の脳内で考えをまとめるとき、
相手の発する情報に反応して、共感し合うこと

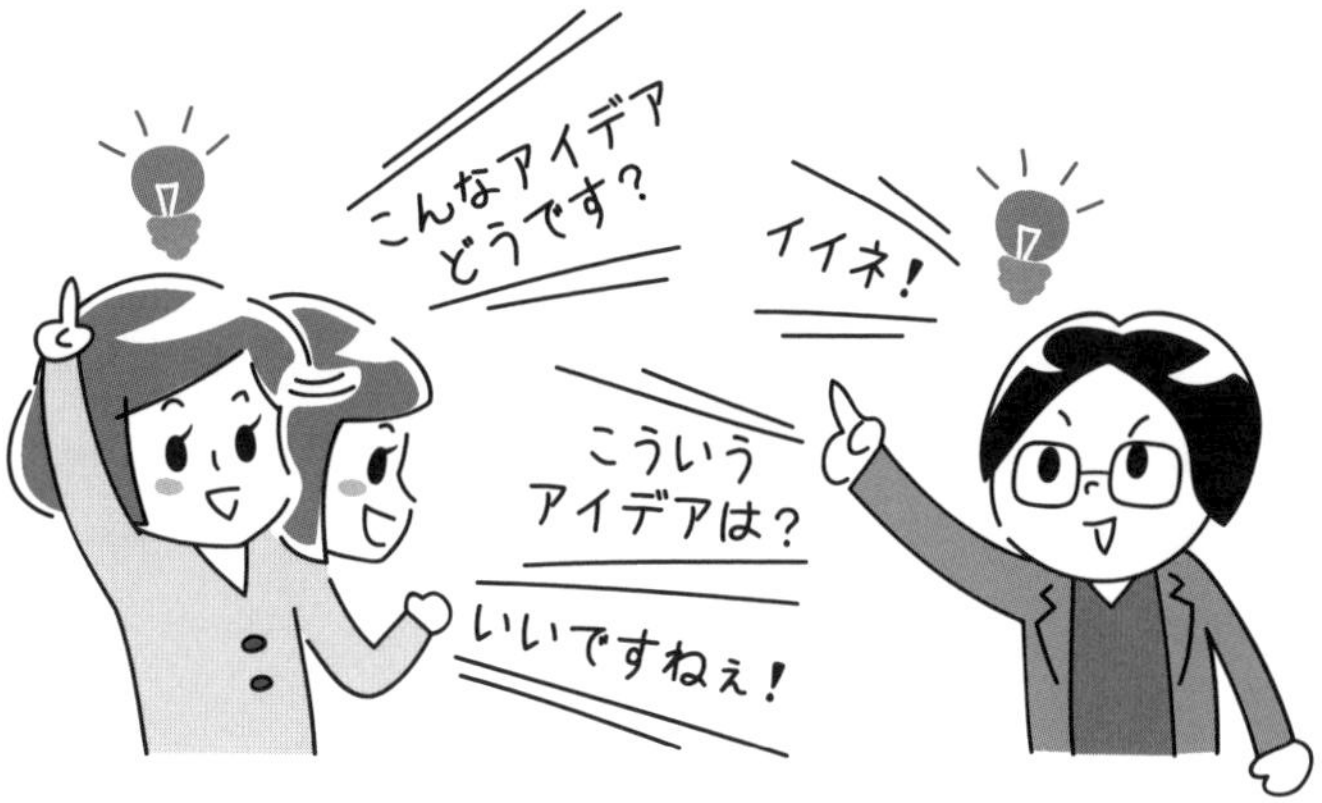
こんなアイデア
どうです？
イイネ！
こういう
アイデアは？
いいですねぇ！

実際に会って話すと、
アイデアがポンポン浮かぶのは偶然ではない。
脳の自己報酬神経群が同期発火し、
脳の機能が活性化しているから、
次々とアイデアが浮かぶ

「ひとり時間」に温めたアイデアを
「ふたり時間」で練り上げよう！

いいアイデアを思いつくのは、たいてい誰かと
話をしているときではありませんか？
脳機能の面から考えても、理にかなっているのです。

スマホは固定観念をより強固にする

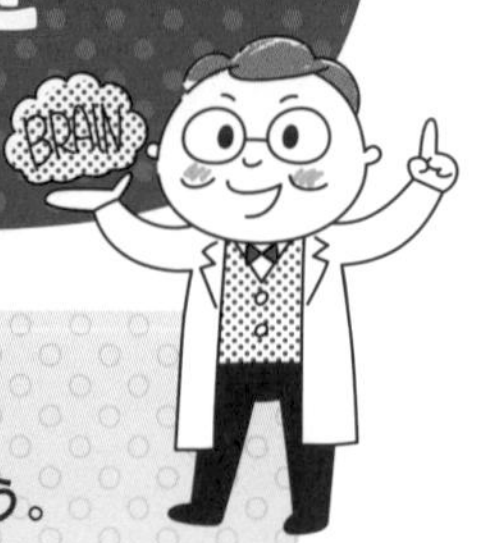

スマホが与える弊害は
みなさんが思っている以上に大きいものです。
スマホを使う時間を「1日〇分」などと決めるといいでしょう。

ネットには実にさまざまな情報が溢れています。それに触れることで、脳は大いに刺激を受け、思考を深めそうなものですが、実際は反対のことが起こっています。

脳には、自分を守ろうとする「自己保存」と、自分とは異なる意見や考えを受け入れない「統一・一貫性」という2つのクセがあります。ネットの情報を見たりするときは、このクセがしばしば顔を出します。

情報が多すぎると、脳は正しく判断したり、本当に必要なものを選び出したりする力が低下します。そうなると脳は、**判断力や思考力がさほど必要とされないレベルで情報にあたっていく**ようになります。

その結果、多種多様でおびただしい数の情報のなかから、自分にとって好ましいものや、都合のいいものばかりをくり返し検索するということになりがちです。すなわち、思考を深め、創造力を高めるどころか、**固定観念や思い込みでできた自分の世界を、より強固にする**ことになってしまうのです。

また、スマホの見すぎは、形や位置を認識する空間認知能に悪い影響を与えます。空間認知能を高めるには、ふだんから背筋を伸ばして目線を水平に保つ姿勢でいることが必要ですが、スマホを見ているときは、たいていそれとはほど遠い姿勢になっています。

なかにはスマホの見すぎで、猫背や、首の頸椎部分がまっすぐになるストレートネックになり、首や肩のコリが悪化する人もいます。空間認知能を衰えさせないためにも、スマホの見すぎには注意してください。

スマホのおそろしい落とし穴

●スマホの弊害①

「ワクチンは危険」で検索すると…

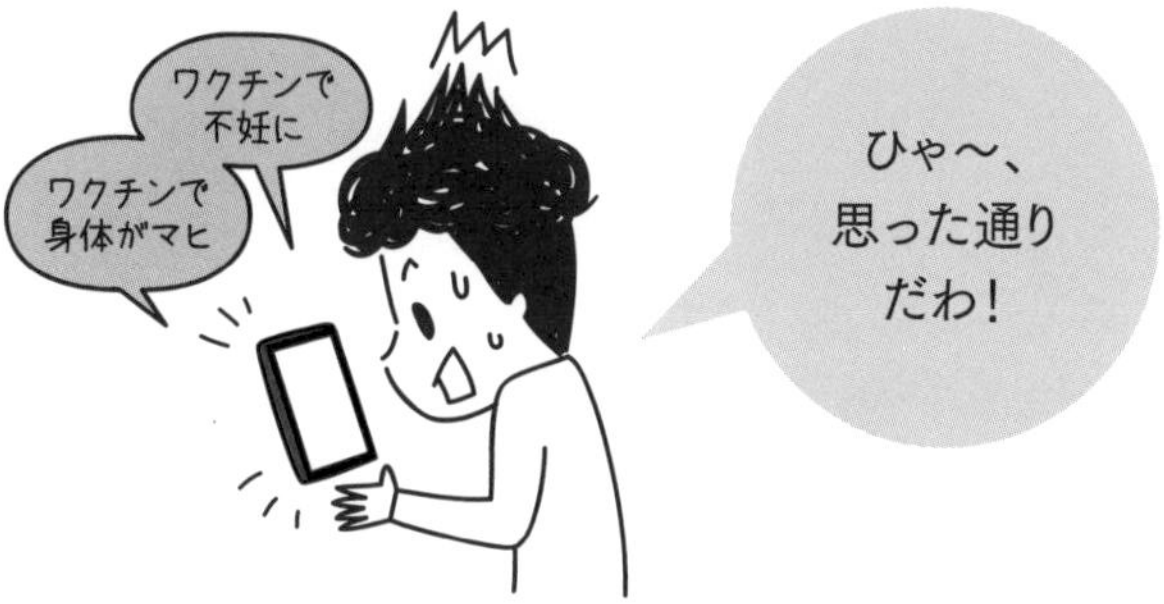
ワクチンで
不妊に
ワクチンで
身体がマヒ
ひゃ～、
思った通り
だわ！

脳の「統一・一貫性」のクセにより、
自分の思い込みが強化される！

●スマホの弊害②

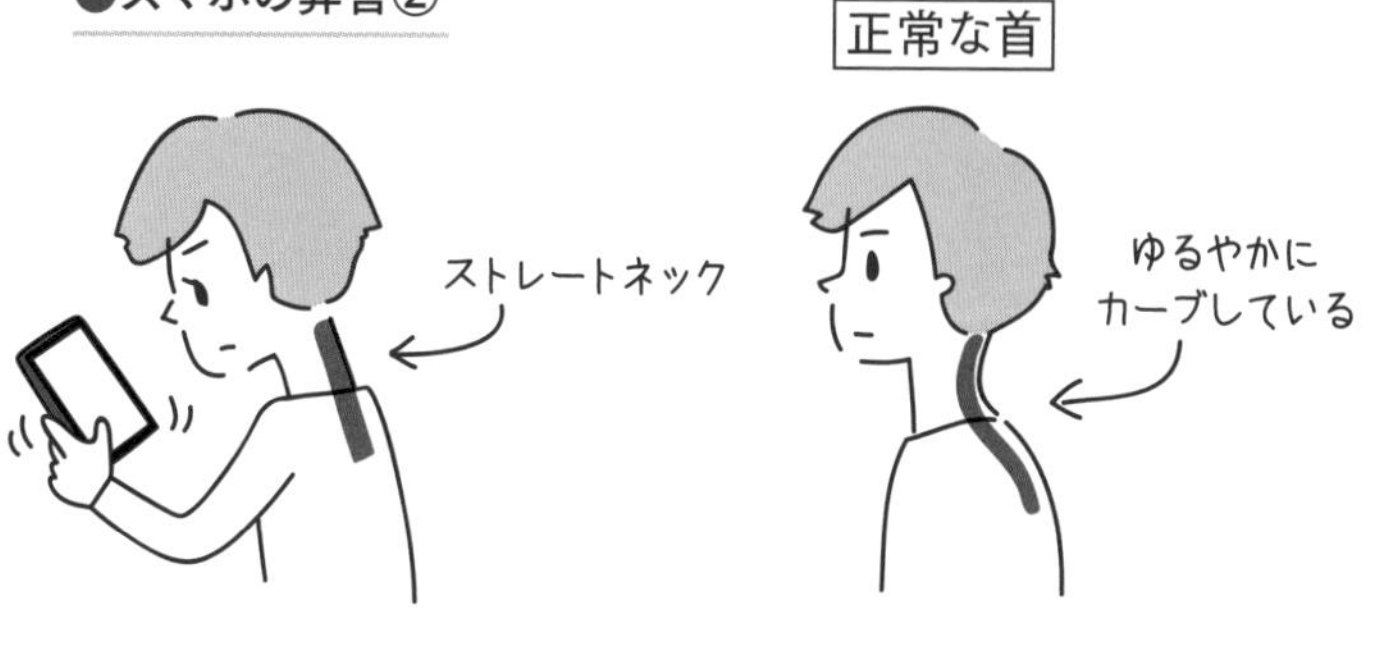
正常な首
ストレートネック
ゆるやかに
カーブしている

スマホの見すぎは、思考が偏るだけでなく、
ストレートネックになり、
首や肩のコリを悪化させる！

CHAPTER

5

脳に悪い習慣5

効率ばかり考える

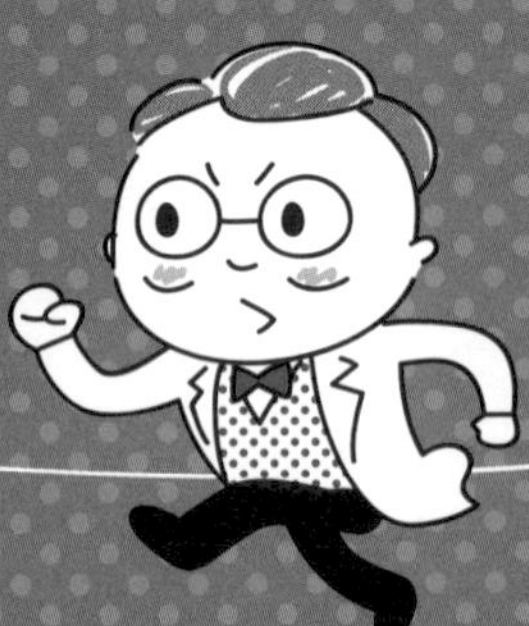

CONTENTS

このような傾向がある人は、必読！

□自分にとってプラスにならないことには時間を使いたくない
□自分の「心」や「信念」について考えることはほぼない
□「心」をよくしようとあまり思わない
□だいたいにおいて自分は正しいと思っている
□自分の記憶が間違うことはないと思っている
□常に効率よく行うことを考えている
□出かけた際に、寄り道をすることはない
□何をするにも、損得勘定がすぐ働く
□本を読めば読むほど、頭がよくなると思っている
□いいアイデアが思いつかないときは、思いつくまで考える

よい心を生むには思考と感情の質を上げる

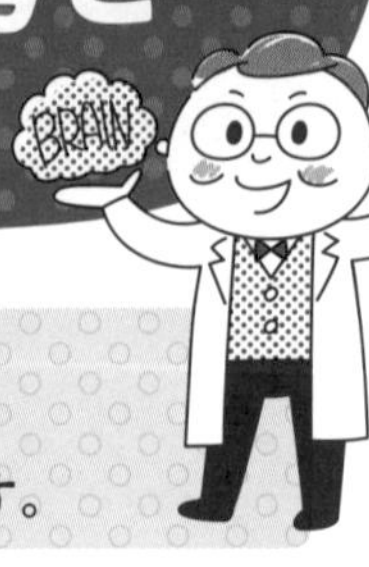

みなさんは毎日さまざまな感情を心にいだいていると思いますが、「心って?」と聞かれるとなかなか答えられないでしょう。その心について解説します。

私たちは、「心」という言葉を日常的に使っています。しかし、「心って何ですか?」と問われると、返事に困ると思います。それこそ、科学が発達する以前の時代に生きていた人たちは、心は頭ではなく、心臓やお腹のあたりにあると考えていたようです。そのくらい心というものは、とらえにくいものだということでしょう。

しかし、脳の仕組みを知れば、はっきりとわかることがあります。その仕組みを簡単に説明しましょう。

五官から得た情報は、大脳皮質神経細胞が認識し、A10神経群に到達します。情報はそこで「好きだ」「おもしろい」「嫌」などの感情のレッテルをはられ、前頭前野に入って理解され、自己報酬神経群を通って、さらに記憶としてたくわえられる線条体－基底核－視床、海馬回・リンビックへともち込まれます。これらのA10神経群や前頭前野、自己報酬神経群、線条体－基底核－視床、海馬回・リンビックを含んだものがダイナミック・センターコアです。

ダイナミック・センターコアの複合的な機能により、情報は「思考」されることで「心」「信念」「意思」といったものを生み出します。

すなわち、**人の心とは、思考することによってつくられる高次元のもの**です。心は漠然と形のないものとして突然生じたり、消えたりするものではありません。

この仕組みから、**「心の質」は「思考の質」や「感情の質」と密接な関係にある**ことがわかります。つまり、よい心をはぐくむには、深く思考することや「おもしろい」「好き」といった前向きな感情を高めることが必要なのです。

「ダイナミック・センターコア」の仕組み

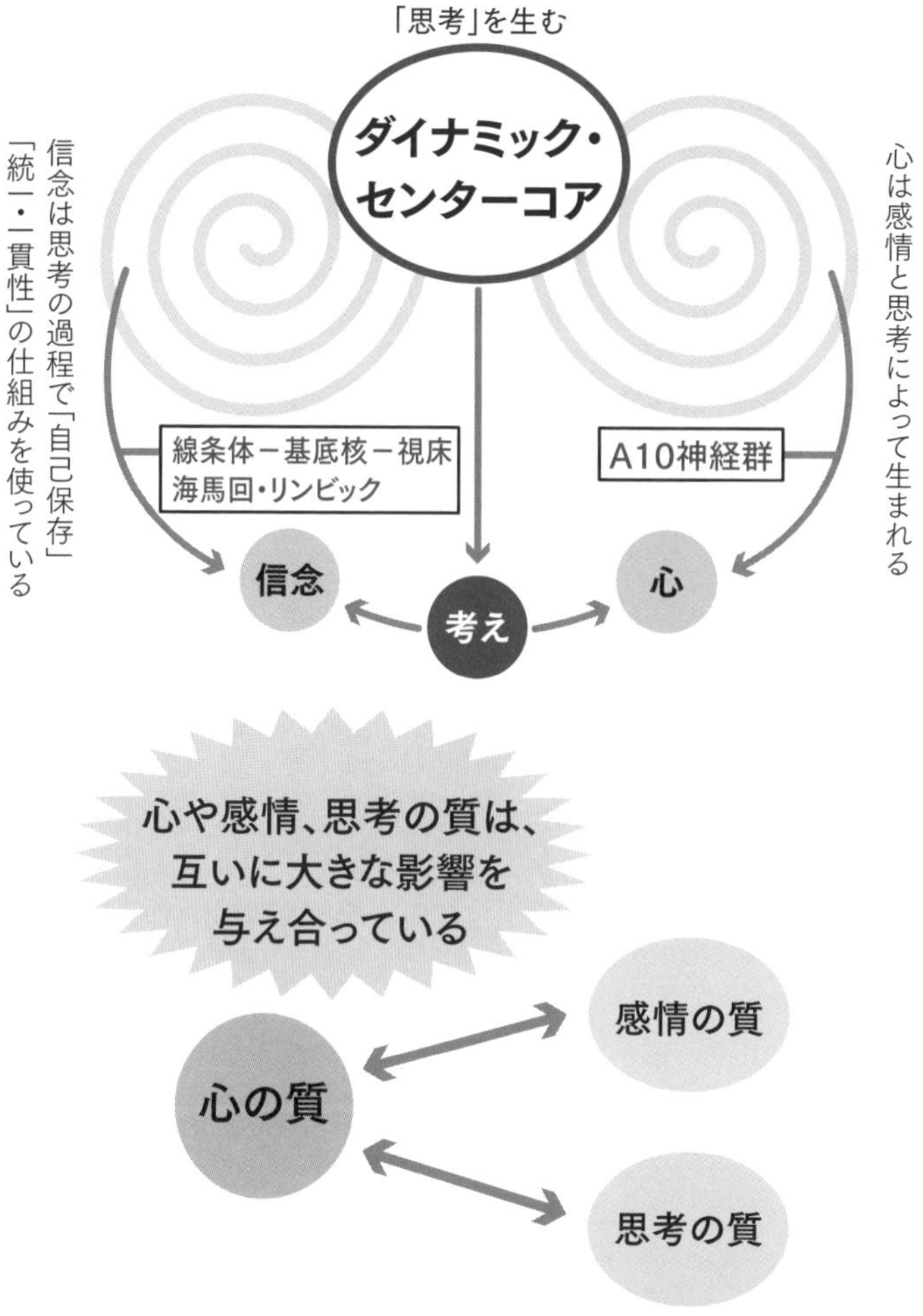
「思考」を生む
ダイナミック・センターコア
信念は思考の過程で「自己保存」「統一・一貫性」の仕組みを使っている
線条体－基底核－視床
海馬回・リンビック
A10神経群
心は感情と思考によって生まれる
信念
考え
心
心や感情、思考の質は、互いに大きな影響を与え合っている
感情の質
心の質
思考の質

よい心をはぐくむには、「おもしろい」「好き」といった前向きな感情をもつようにし、深く考える習慣をつけよう！

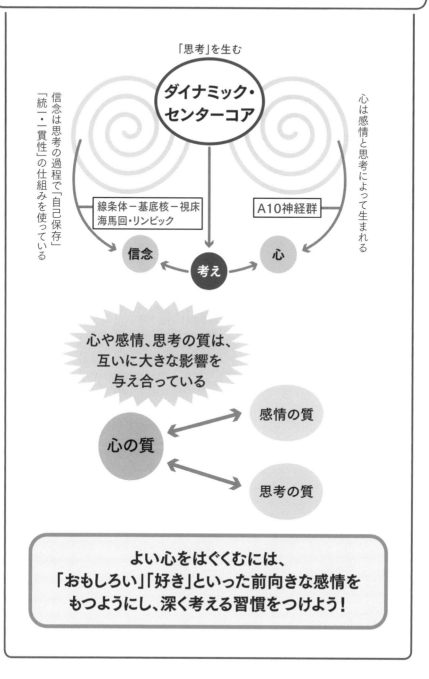

CHAPTER5-2

心が未熟だと、IQが高くても能力を発揮できない

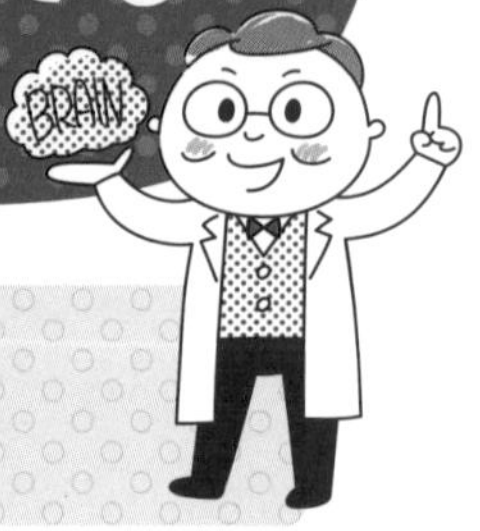

人間にはIQよりももっと大事なものがあります。それは、いつからでも伸ばすことができますから、常に心がけるといいでしょう。

私がかつて、大学病院で救命救急センターを立ち上げたとき、いくつかの条件をスタッフに提示しました。それらは「否定語を使わない」「仲間の悪口をいわない」といった、心の姿勢にかかわるものばかりでした。**仕事で能力を十分に発揮するには、「心のよさ」が必要**だからです。脳と心の働きは密接につながっていて、心のよさは頭のよさの土台になる必須条件なのです。

実際、優秀な人材の多くは性格のバランスがよく、また人間性に優れた人材は能力が高いという傾向がはっきり見られます。

救命救急センターは、一分一秒を争う過酷な現場です。そこで高い成果を上げるには、医学的な知識や技術に秀でているだけでは不十分です。

それだけに、私はスタッフに高い「心の質」を求めたのです。「心のよさ」が脳に力を存分に発揮させ、それがよい成果に結びつくことは、いかなる仕事においてもいえることです。

コミュニケーション能力や対人関係能力、高い意欲や協調性といったものは、頭のよしあしを示すＩＱに比例するものではありません。

仕事でコンスタントにいい成果を上げるには、総合的な人間力が必要とされるのです。

心をよくしようと努めれば、勉強や仕事においても、少しずつ望む成果を上げていけるはずです。

脳力アップのポイント

- 心のよさは、能力を十分に発揮させる条件になる

「心のよさ」は「頭のよさ」の土台になる

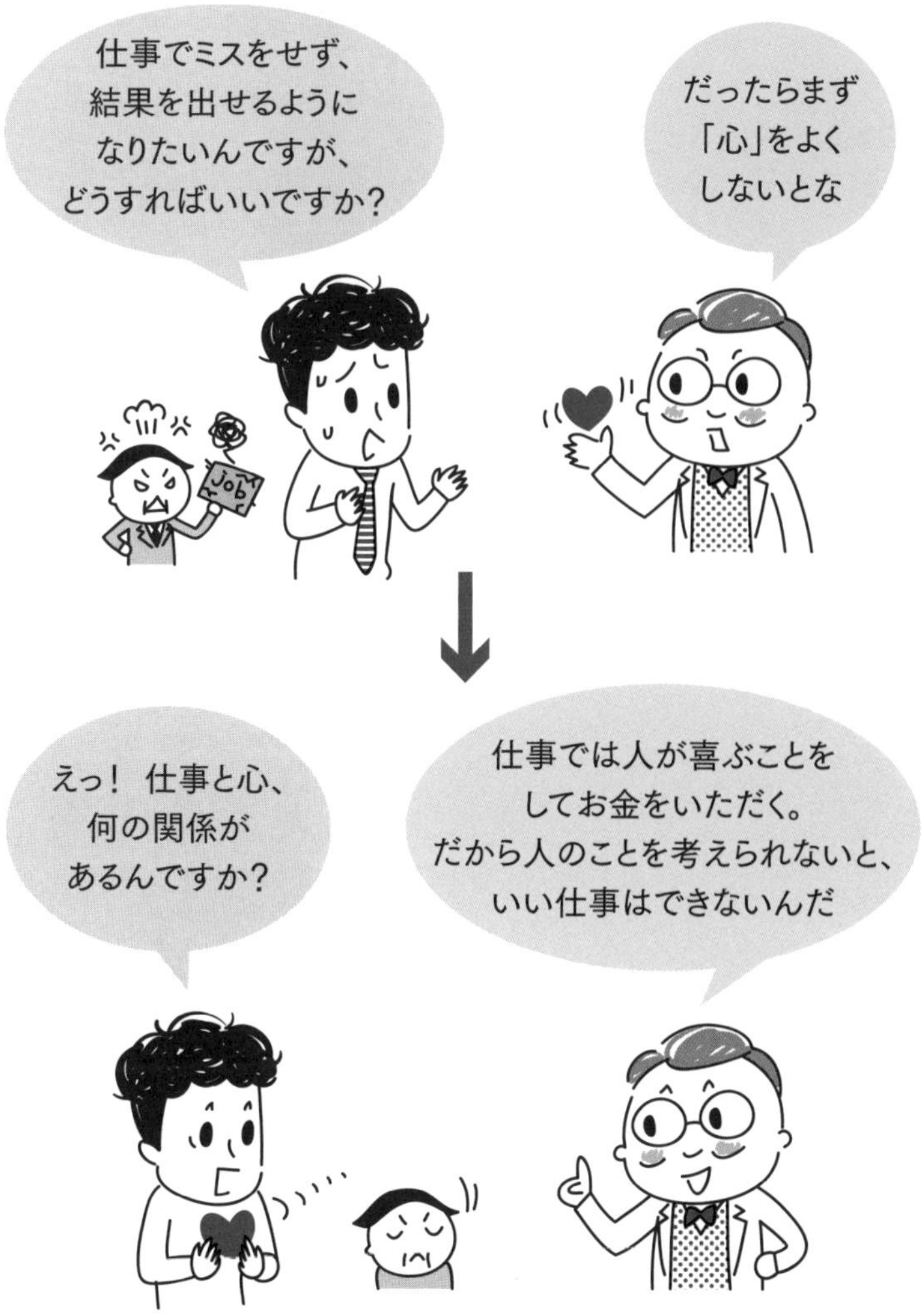
仕事でミスをせず、結果を出せるようになりたいんですが、どうすればいいですか？
だったらまず「心」をよくしないとな
Job
えっ！ 仕事と心、何の関係があるんですか？
仕事では人が喜ぶことをしてお金をいただく。だから人のことを考えられないと、いい仕事はできないんだ

仕事で結果を出したいのなら、
まずは「心」を磨こう！

「自分は絶対正しい」と思うのは脳の悪いクセ

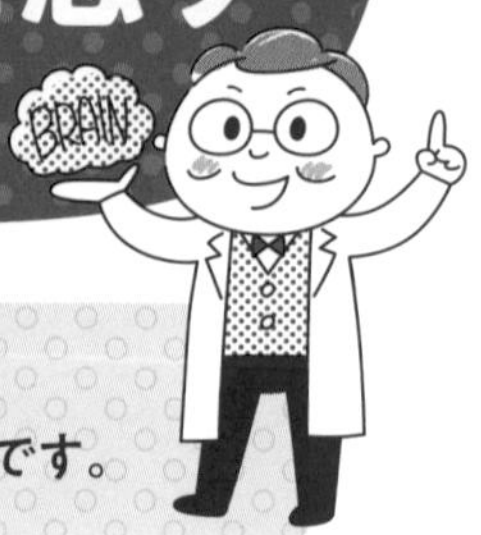

年を取ると、頑固さが増す人がいます。
それは性格が変わるというより、実は脳に原因があったのです。

自分の信念にこだわって、他人が何といおうと、自分を曲げないタイプの人がいます。

そんな頑固さは、ときに意志の強さ、こだわりの強さを表すものとして好意的に見られたりします。

しかし、**信念にこだわりすぎると、視野が狭くなり、新しい考えを受けつけなくなります**。一つの考えに強くとらわれると、脳は「統一・一貫性」のクセで他の意見をシャットアウトしてしまうからです。

また、自分の意見を押し通すことが、結果的に周りの人への押しつけとなり、ムダな軋轢《あつれき》も生じたりします。

脳が思考を深め、柔軟な発想をするには、脳がもつ「統一・一貫性」のクセを意識的にはずす必要があります。それには**「自分を疑う」ことが欠かせません**。

そもそもの前提として、「脳は間違いを犯すもの」という認識があれば、「自分の考え方は、もしかして間違っているかもしれない」と思えます。常に謙虚であることが大事なのです。

脳は「統一・一貫性」のクセにより、先入観にとらわれがちです。

そして脳の「自己保存」のクセにより、自分の考えに執着して、人の意見に聞く耳をもたなくなります。

この2つのクセが常に働いていることを十分に理解しておけば、自分の考えが「統一・一貫性」「自己保存」に縛られていないかを冷静に見つめることができるはずです。

脳力アップのポイント

- **「脳は間違いを犯すもの」という前提をもつ**

「脳は間違いを犯す」と認識する

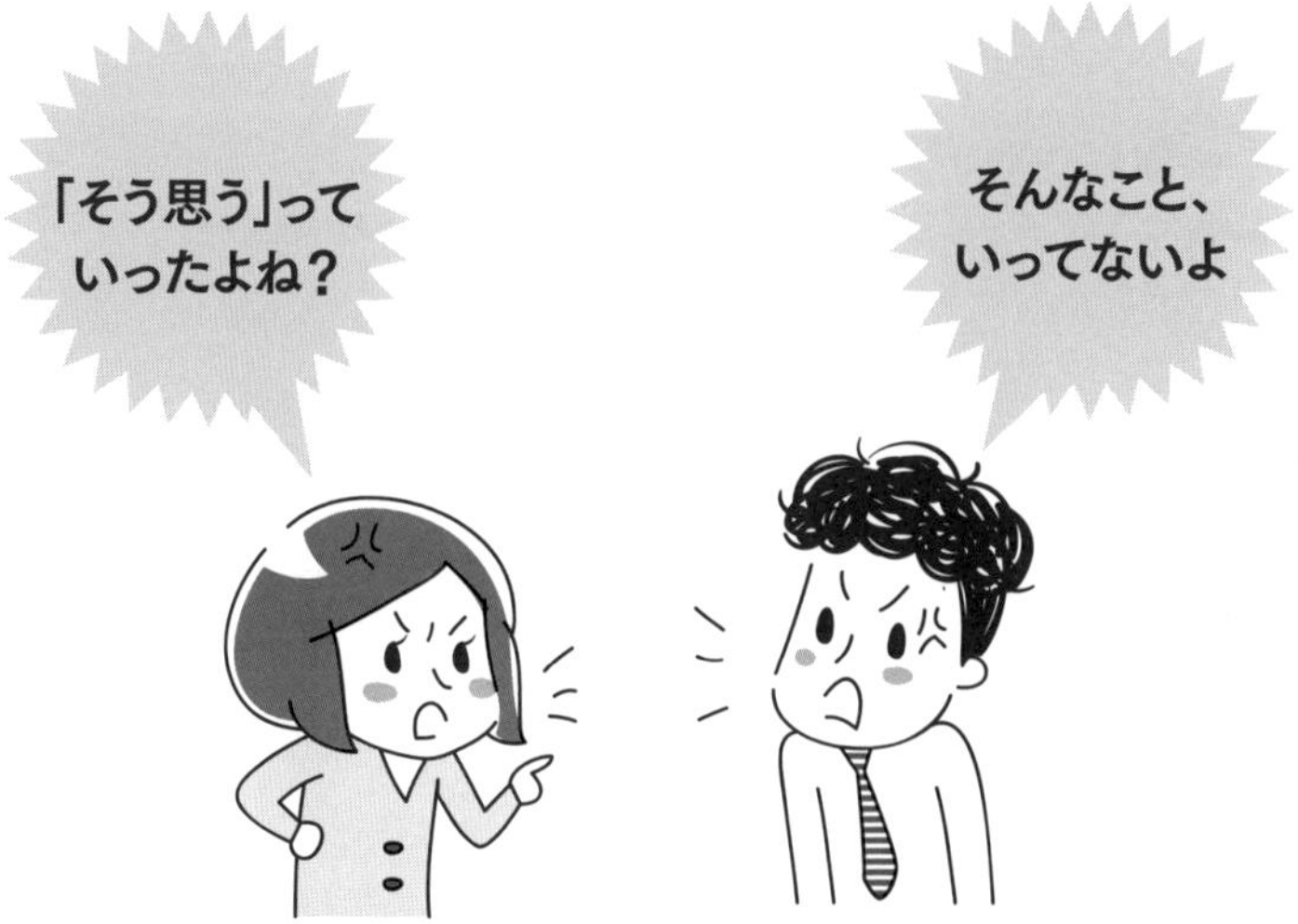

「そう思う」って
いったよね？
そんなこと、
いってないよ

「脳は間違いを犯す」ことを知らないと、
堂々めぐりは永遠に続く

↓

人の意見を受け入れづらいと感じたら、
脳の悪いクセが出ていないか確認しよう！

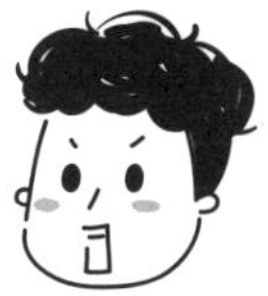

いった、いわないでもめている人がよくいますが、
脳が間違いを犯すものである以上、仕方ないこと
なんですね。

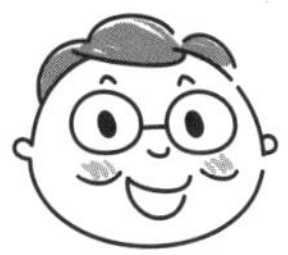

そうなんですよ。故意に間違っているわけじゃ
ないんです。
だからこそ、タチが悪いともいえるのですが…。

CHAPTER5-4

すべてにおいて効率を考える習慣をやめる

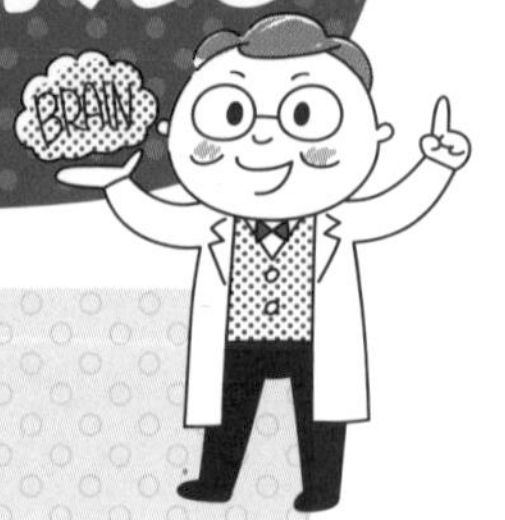

世の中全体が効率を重視する傾向にありますが、効率と独創的なアイデアとの相性はあまりよくはないのです。

昨今はムダを嫌い、効率性を重視する風潮がとても強くなっています。しかし**脳の仕組みからいえば、効率重視の考え方にはマイナスの面もある**ことを知っておいてください。

なぜなら人の思考は時間をかけることで、その質が高まるものだからです。

独創的なアイデアやひらめきといったものは、**思考を幾度も重ねるという非効率的なことによって生まれます**。

大脳皮質神経細胞で認識された情報は、ダイナミック・センターコアへと取り込まれます。ダイナミック・センターコアは渦巻き形の神経回路をもっており、思考はそこをぐるぐる回りながら、ブラッシュアップされていきます。

くり返し考えるといっても、時間をかければかけるほどいいというわけではありません。ただ漠然と考えるだけでは、いいアイデアは出てきません。

大事なのは、すきまがないように理論を緻密に詰めていくことです。すきまを見つけたら、そこを埋めるように、くり返し思考を深めていくのです。そのとき、常識だと思っていたことや、思い込みからくる固定観念の間違いに気づくことがあります。そんな**常識や固定観念のほころびを手がかりに、脳は斬新なアイデアや発見を生み出していく**のです。

すべてに効率主義的になると、独創性は生まれず、常識の範囲であれこれ考えたり、行動するだけの結果になってしまいます。ときに「遊び」や「寄り道」が大きなアイデアの源になることだってあるのです。効率的に物事を考える習慣は、時間や労力のムダを省けると感じるかもしれませんが、見えないところで大きな損をする可能性があるのです。

「効率の落とし穴」にハマる人は多い

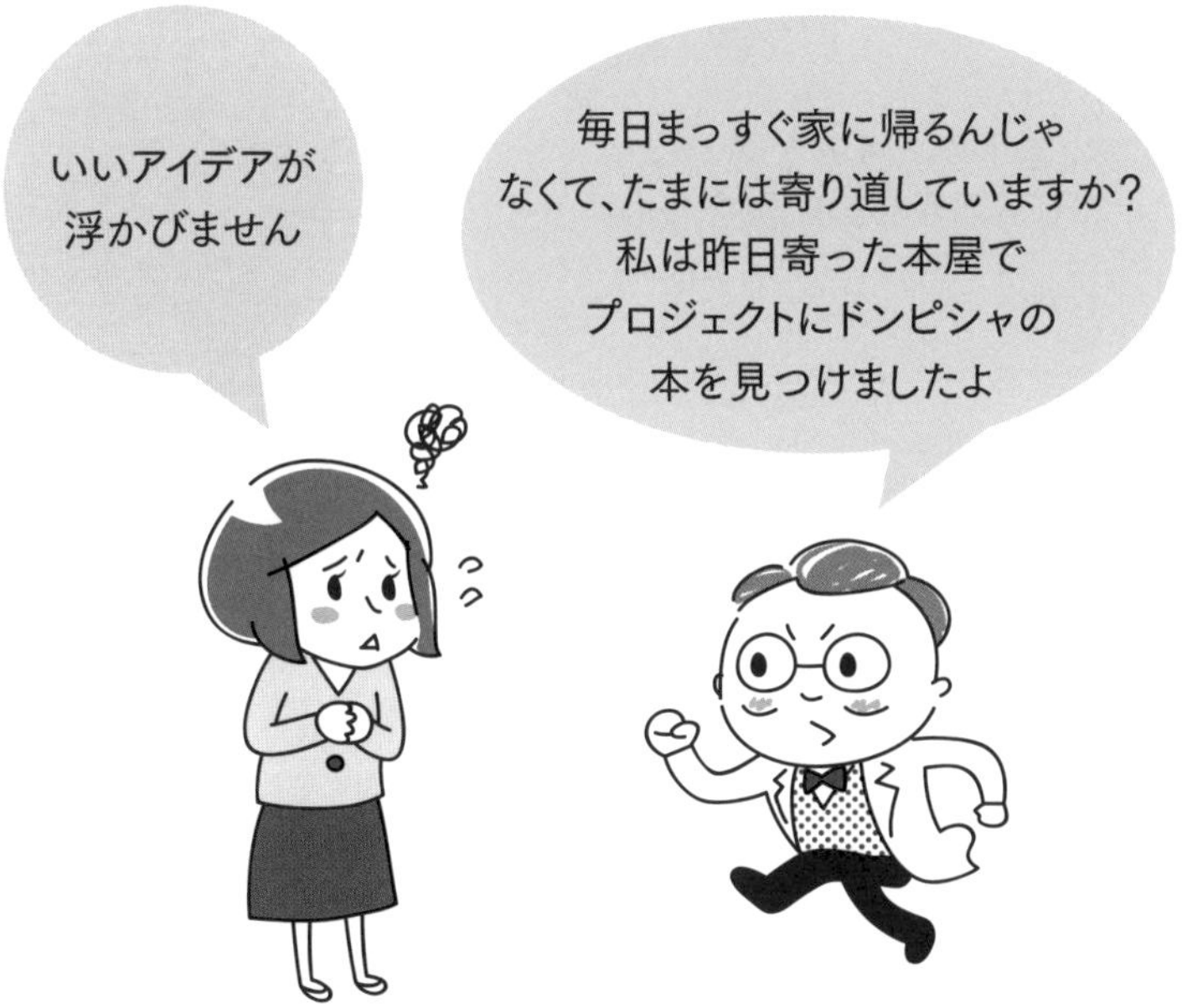
いいアイデアが
浮かびません
毎日まっすぐ家に帰るんじゃ
なくて、たまには寄り道していますか？
私は昨日寄った本屋で
プロジェクトにドンピシャの
本を見つけましたよ

ムダをなくし、効率重視、コスパ最優先で生きると、
人としての「幅」がなくなり、
斬新なアイデアは浮かびづらくなる

↓

●おすすめの「遊び」「寄り道」

- 未経験のことに挑戦する
- 行ったことがない場所へ行く
- 新しい人と知り合う
- 美術館や劇場に行って、「本物」や「生」を味わう
- 書店で、あえて興味のないジャンルの棚を眺める

損か得かの計算をしない

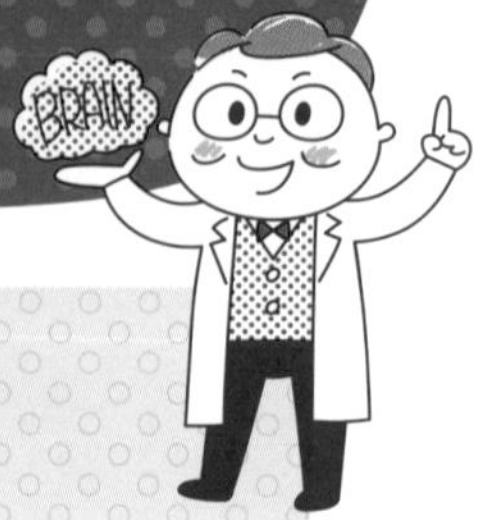

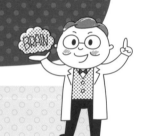

超一流の選手たちはみな脳の使い方を熟知しています。だからこそ途方もない記録を打ち出せたのでしょう。

私はこれまで、オリンピック選手など、たくさんの超一流スポーツ選手たちに勝負に勝つための脳の使い方を指導してきました。ここぞという勝負で強さを発揮する脳、いわゆる**「勝負脳」は、効率主義からはけっして生まれません**。

そんな日本を代表するトップアスリートと話をして強く感じたのは、本当に強い選手は、いかなるときも「手を抜かない」ということです。

たとえば、オリンピックで2大会連続して金メダルを取った水泳の北島康介選手は、練習でも常に全力で泳いでいました。練習試合では、トップでゴールすることがわかっていても、最後に力を抜いて流すということはしません。最後のひと掻きまで全力なのです。

ロンドン、リオデジャネイロ両オリンピックで金メダルを取るなど、日本男子体操界を長らく牽引した内村航平選手は、練習のときから本番と同様の難易度の高い技を積極的に取り入れることで知られていました。むずかしい技は怪我の原因にもなりやすいため、練習の際はある程度、加減しながら行うものですが、内村選手は実戦さながらの技の組み立てを重点的に練習します。練習も本番と変わらずに全力を注ぐからこそ、本番でも完成度の高い演技ができたのです。

北島選手も内村選手も、効率的に練習をしようなどという発想はありません。練習は力を抜くべきところは抜かないと損だとは考えないのです。脳は効率や損得といった発想に慣れると、いざ本番というときに全力を出すということをしてくれません。**脳が最大限の力を発揮するには、あくまで「損得を考えず、手を抜かず、全力投球する」**ことが必要なのです。

練習でも手を抜かず、全力で投球できるか?

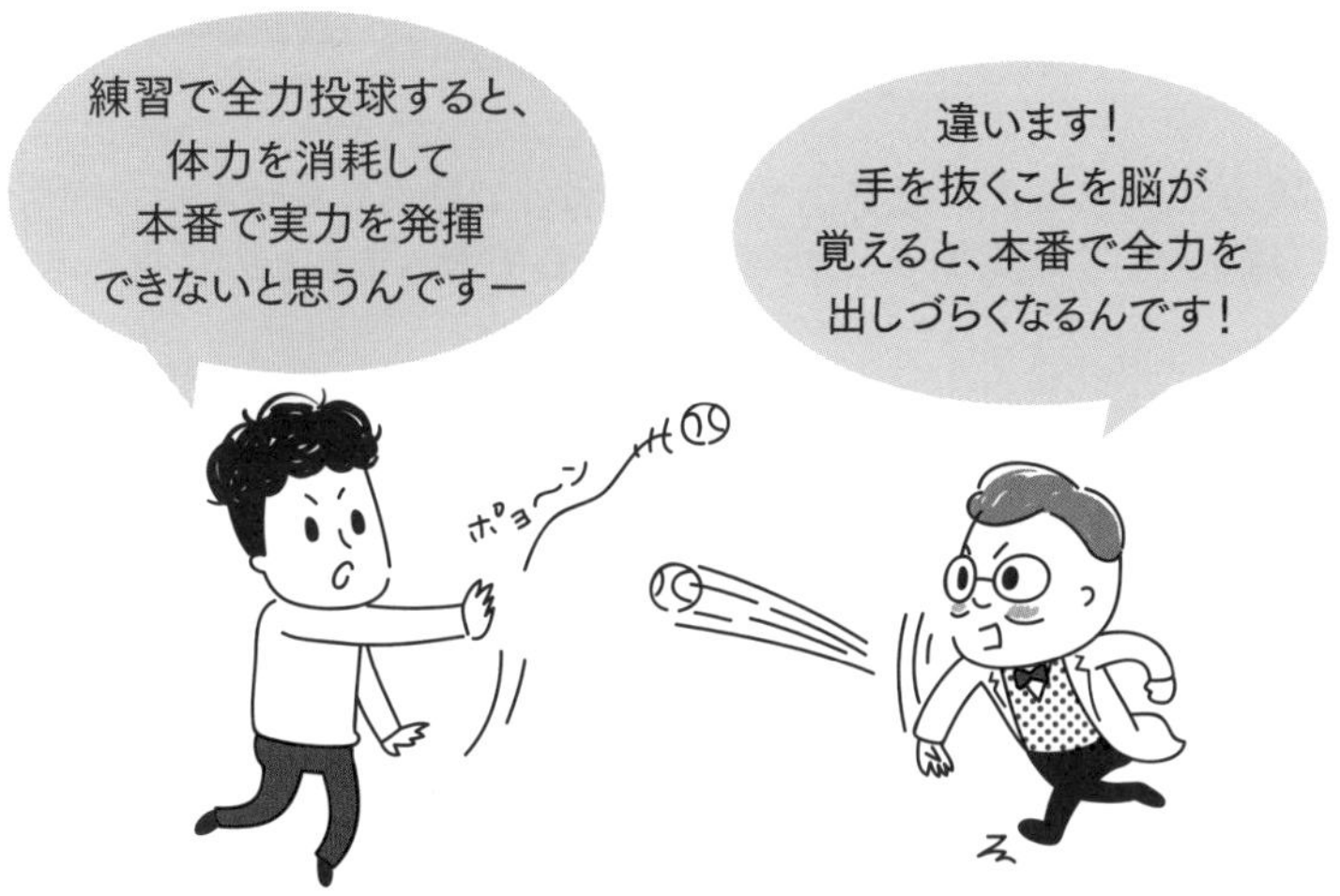
練習で全力投球すると、
体力を消耗して
本番で実力を発揮
できないと思うんですー
違います!
手を抜くことを脳が
覚えると、本番で全力を
出しづらくなるんです!
ポョ〜ン

脳はラクなほうを選びやすいから、
何事においても損得を考えず、常に全力投球しよう

最大限の力を発揮するには、

「損得を考えない」「手を抜かない」

「全力投球」を徹底しよう!

脳もラクなほうを選ぶだなんて、
人間と同じですね(笑)
あ、人間の脳だから、人間=脳なわけですね。

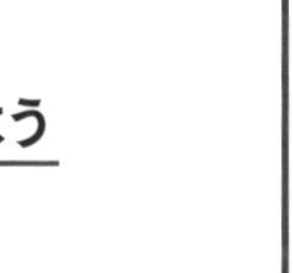

その通りです。脳の悪いクセを阻止するためにも、
人間の意志の力で、最後まで手を抜かない習慣を
つけましょう!

多読するだけでは思考力は高まらない

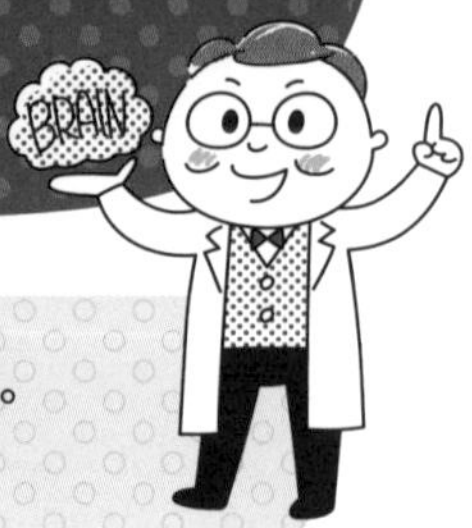

本を読めば読むほど、思考力が高まるわけではありません。読書と脳、思考の関係をしっかりと理解しておきましょう。

「読書は〈考える力〉をつけるので、なるべくたくさんの本を読みましょう」――そんなことを学校の先生はよくいいます。読書するメリットはたくさんありますが、思考力を培う効果はとりわけ強調される点です。とはいえ、やみくもに読めばいいわけではありません。

たしかに本をたくさん読めば、知識は増えますが、そのことと思考力が高まることは別物だからです。

思考は、くり返すことで深まります。

読書もそれと同じで、時間をかけて考えながらじっくり読んだり、くり返し読んだりすることで考えが深まり、内容が身につきます。短い時間で多くの本を読めば、知識の数は増えるかもしれませんが、思考は深まらないでしょう。

読書におけるポイントは、「たくさんの本を読む」のではなく、**「いい本をいかにじっくり読んで、考えるか」**なのです。つまり、量より質です。

本の内容を身につけるには、くり返し読むことに加えて、その内容を誰かに話したりすると、なお効果が上がります。

その際、論理的にわかりやすく説明できるようにすると、脳のなかでさらに内容が咀嚼《そしゃく》され、思考が深まります。

読んで自分が考えたことをノートにまとめるのもいいと思います。本の内容をアウトプットする作業は、たいして時間はかかりません。一度読んだものを、それっきりにしてしまうのは、非常にもったいないことなのです。

脳力アップのポイント

- 本を読み、自分が考えたことを整理してアウトプットする

本を読むときは著者と対話するつもりで

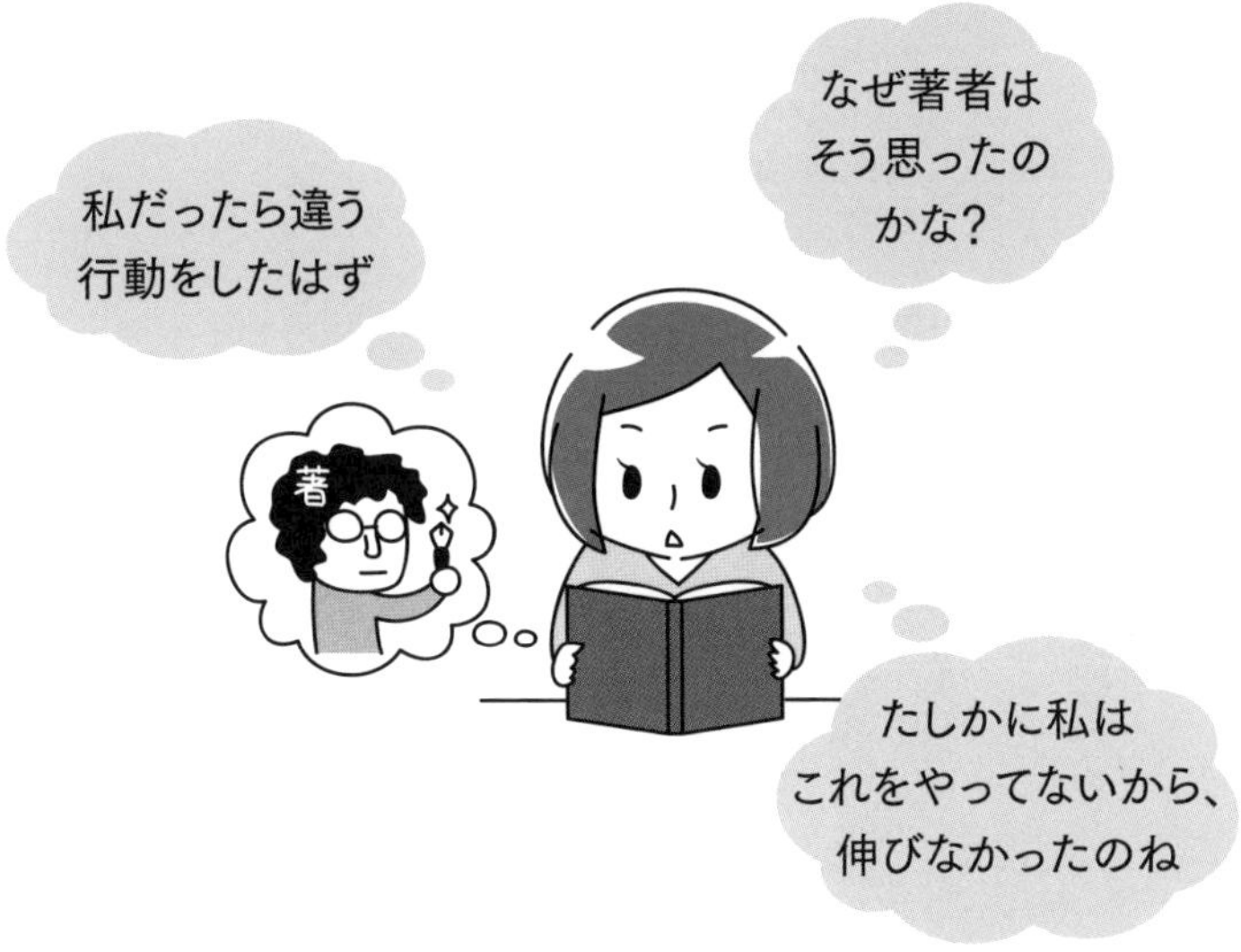
私だったら違う
行動をしたはず
なぜ著者は
そう思ったの
かな?
著
たしかに私は
これをやってないから、
伸びなかったのね

考えながらじっくり読むと、発見がもりだくさん!

↓

読書では知識を増やすだけでなく、
「思考力」も高めよう!

知識を増やすために本を読むのだと思っていたけど、
考える力をつけるほうが大事だったのですね。

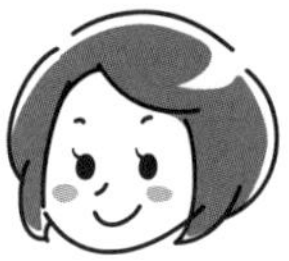

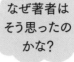

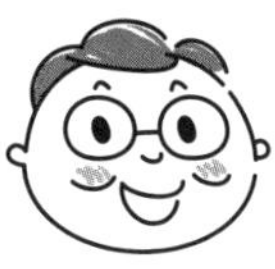

本を読めば、知識は自然と増えますが、
考えながらでなくても、本は読めます。ですから、あえて
「考える」ことを意識して読書をしたほうがいいのです。

アイデアを思いつくまで考え続けるのではなく、間隔をおく

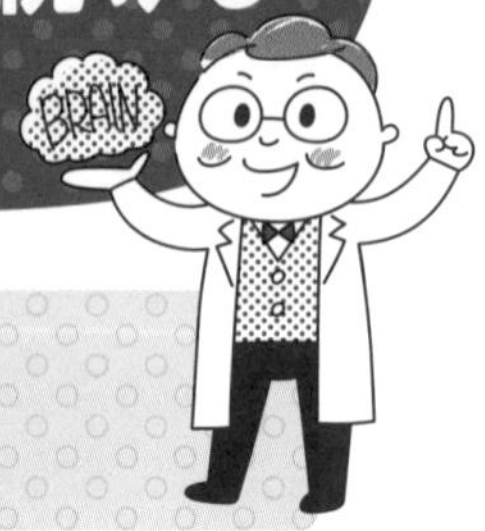

アイデアが出るまでひたすら考えても、堂々めぐりとなってしまうことがあります。そんなときは、いったんその考えから離れましょう。

一生懸命に考え続けていると、行き詰まって新しいアイデアが出なくなったりします。脳は休まず考え続けると、「統一・一貫性」のクセにはまり込んで、その考えに執着してしまう傾向があるのです。そのクセをはずすには「3日おいて考える」ことがおすすめです。

人の脳は、重要でないと判断した記憶は、3日経つと忘れるつくりになっています。この機能が働かないと脳は日々入ってくる膨大な情報を処理しきれなくなり、パンクしてしまうからです。**「忘れる仕組み」があるから、脳は健全な状態でいられる**わけです。

昨日何をしたかははっきりと思い出せても、3日前のことになると、おぼろげになってしまうものです。重要性が低いと、脳が判断した記憶は自動的に削除されていくためです。逆にいえば、すぐに忘れてしまうものは重要性が高くないということです。くり返し考えたけれど、結論がなかなか出ない。**そんなときは、いったん考えるのをやめ、3日おいてから改めて考える**といいと思います。

考えるのをやめる前に、一度考えたことを整理して文章や図にまとめておくといいでしょう。そうすることで、脳は検証や修正の作業をしやすくなります。

3日間離れると、「統一・一貫性」からはずれたところで考えることが可能になります。それによって、今まで見えなかった答えが見つかったり、独創的なアイデアを思いついたりするのです。

脳力アップのポイント

- **考えが行き詰まったときには、3日おいてから改めて考える**

アイデアを思いつくにはコツがいる

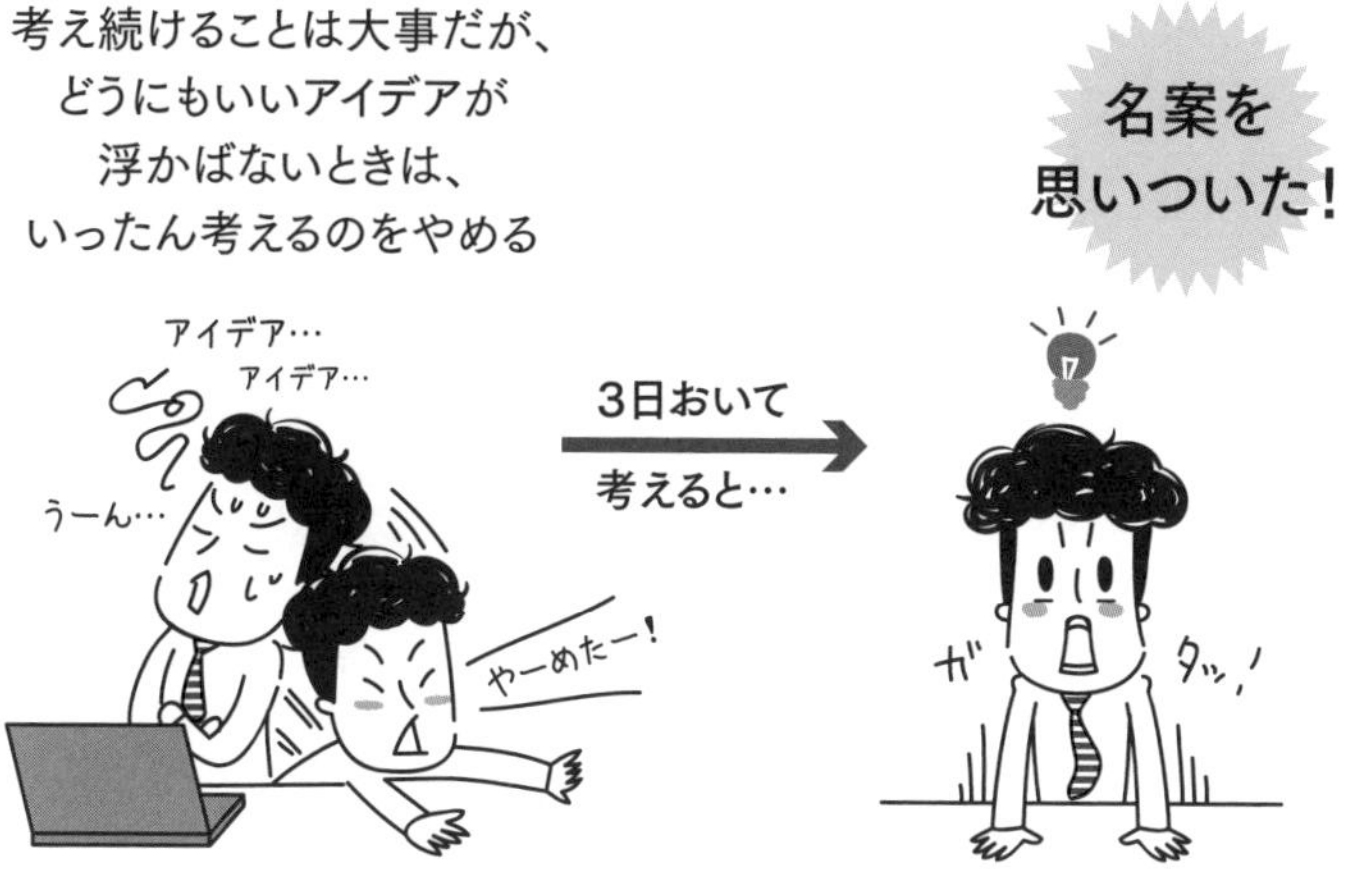
考え続けることは大事だが、
どうにもいいアイデアが
浮かばないときは、
いったん考えるのをやめる
名案を
思いついた！
アイデア…
アイデア…
うーん…
やーめたー！
3日おいて
考えると…
ガタッ！

●アイデアが出やすい、おすすめのメソッド

・「これ以上は無理！」というくらい、とにかく考える

↓

・考えたことの痕跡を文章や図に残しておくと、なおよし

↓

・3日おいて考えると、客観的にゼロから見ることができるので、
　4日前とは違ったアイデアを思いつきやすい

↓

・名案ゲット！

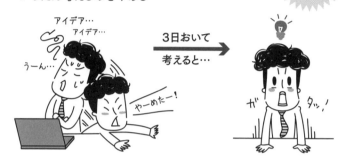

ひたすら考えれば、いいアイデアが浮かぶわけではありません。脳の特徴を把握して考えると、今までより、もっと多くの名案が思いつくかもしれませんよ。

CHAPTER

6

脳に悪い習慣6

やりたくないことを我慢してがんばる

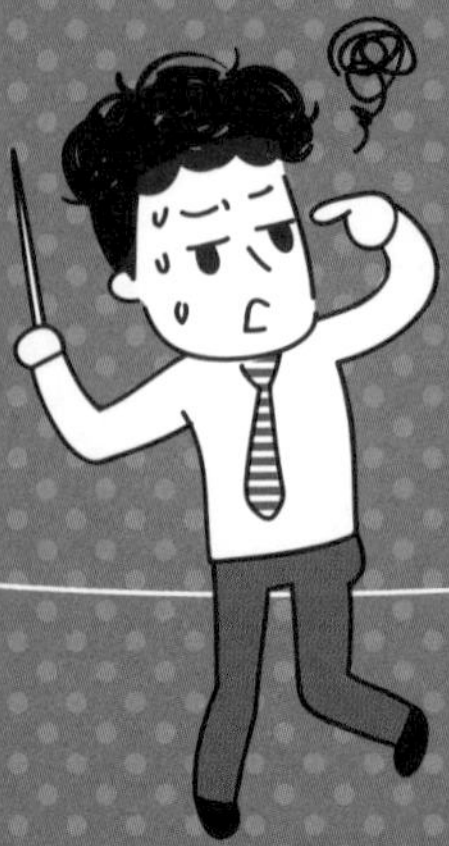

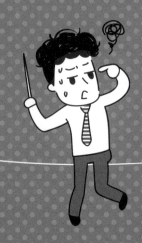

CONTENTS

このような傾向がある人は、必読！

□記憶を定着させるのは不可能と思っている

□ふだん「主体性」を意識することがない

□人の名前を覚えることをあきらめている

□記憶力は伸ばせないと思っている

□覚えたことをアウトプットすることがない

□体験を通して得た記憶は完璧だと思っている

□徹底して考えることがない

CHAPTER6-1

記憶は思考を経て、つくられる

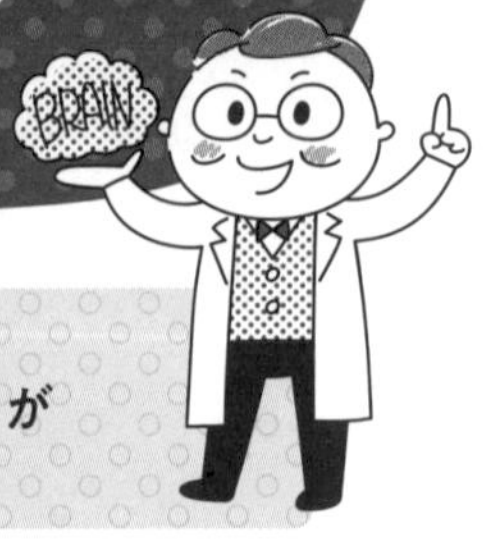

**似たような内容であっても、
詳細までよく覚えているときと、ほとんど覚えていないときがありませんか？　その謎を解き明かします。**

たまに「記憶と違うな」という体験をすることはありませんか。

なぜ思い違いが起こるかといえば、**記憶は「データをしまっておく」ものではなく、「思考によって生まれる」**ものだからです。思考を経て生まれるということは、記憶は極めて主観的なものであり、それゆえ**常に誤りを含む可能性がある**ということです。

人間の記憶には、4つのタイプがあります。「作業記憶」「体験記憶（エピソード記憶）」「学習記憶」「運動記憶」です。

聞いたり見たりして脳が受け取った情報は、すべて「作業記憶」になります。刻々とつくられる膨大な作業記憶は前頭前野にいったんとどまり、脳がパンクしないよう、重要でないものは短時間で次々と消されていきます。

「体験記憶」「学習記憶」「運動記憶」の3つの記憶は、記憶中枢である「海馬回」を含む「海馬回・リンビック」で生まれます。海馬回・リンビックは、思考をつくるダイナミック・センターコアという神経回路のなかに位置します。

つまり、「体験記憶」「学習記憶」「運動記憶」は、思考されることでつくられる記憶になります。

この3つの記憶は、物事をそのまま記録したものではなく、脳のなかでつくられた「イメージ記憶」になります。イメージは脳が思考力を発揮することでつくられますから、より強いイメージをつくったほうが記憶として残りやすくなります。つまり、**心を込めたり、感情をともなって行ったことほど、強く記憶に残る**わけです。「これは絶対に覚えておきたい」と思うなら、自分の感情を働かせることが、とても大切なのです。

人が何かを覚えるときは、「イメージ」として記憶される

シーンをイメージしながらのほうが記憶に残りやすい

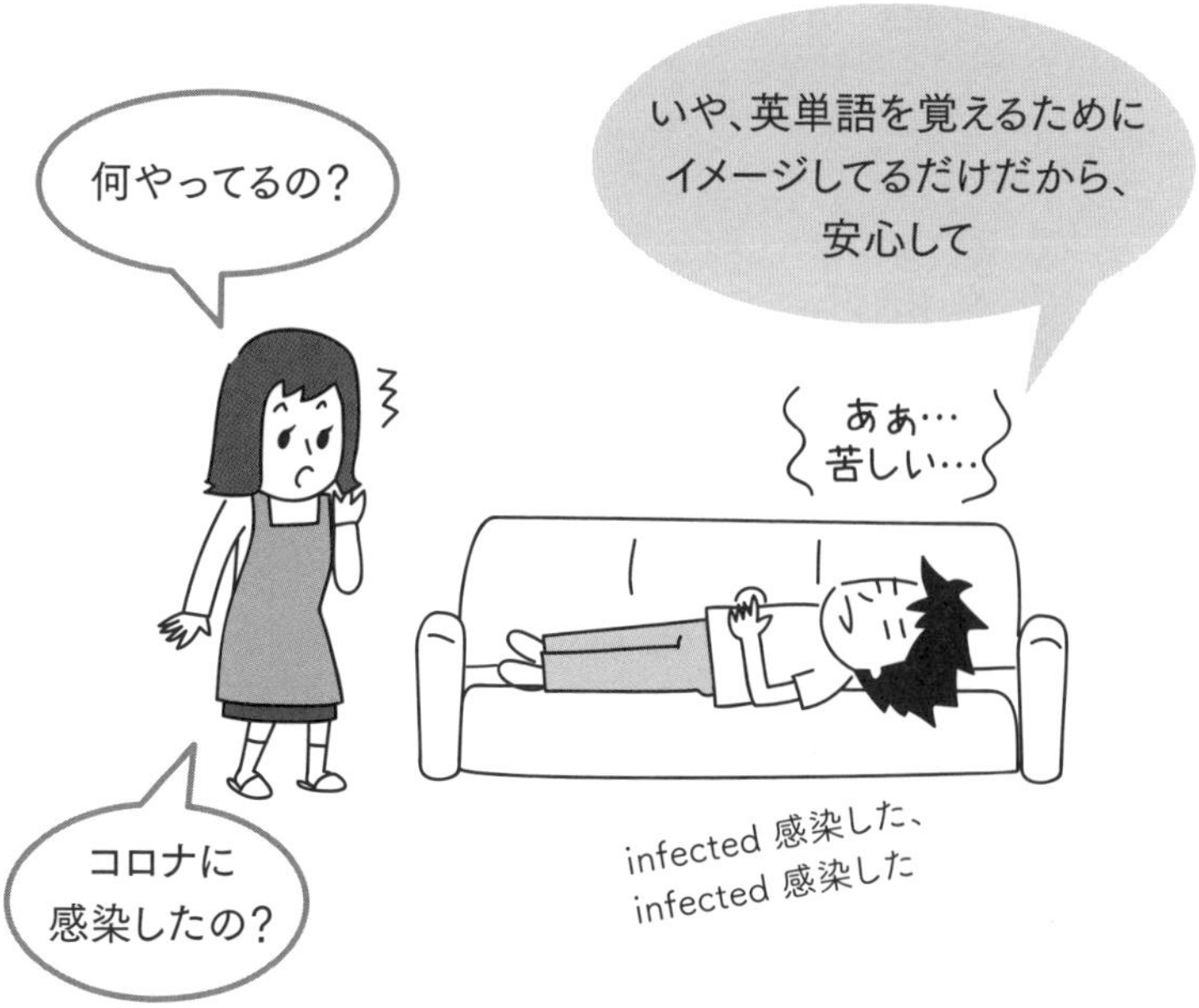

●記憶に残して忘れないコツ

- 覚えようとしている対象に関連する強いイメージを一緒に思い描く
- 心を込めたり、感情をともなって覚えようとする
- なるべく自分の思考力を働かせることを意識する

英単語を覚えるときも、単に暗記しようとするのではなく、その単語を使って自分に関係する英文をつくるといいといわれるのは、そのためです。

「興味がない」ことを勉強しても身につかない

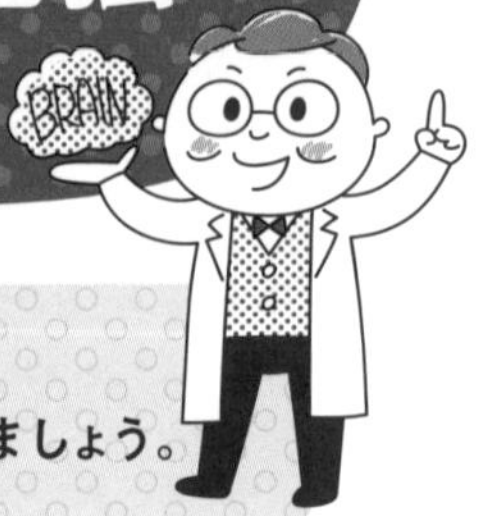

何かを暗記する場合、ちょっとした発想の転換で、おもしろいほど覚えられることがあります。さっそく解説しましょう。

同じように時間をかけて勉強しているのに、覚えやすいものと、なかなか覚えられないものがありますよね。

試験勉強でも、得意なものは覚えがいいのに、不得意なものは記憶するのに時間がかかる。この差は情報が脳に入るときの感情の動かし方に影響されています。

Ａ10神経群によって「おもしろい」「好き」といった感情のレッテルがはられた情報ほど、思考に入る段階で強くインプットされます。反対に「つまらない」「役に立ちそうにない」と思っていると、インプットされる力が弱くなり、記憶しにくくなるのです。**だから、いやいや勉強していると、いくらがんばっても、脳が十分に働いてくれない**わけです。

記憶をよくするうえでもう一つ欠かせないポイントは、「主体性」をもって覚えようとしているかどうかです。

「試験に出るから覚えるしかない」「上司にいわれたから、資料の中身を暗記してプレゼンしなくてはならない」などと受け身でするのではなく、気分がのらないものでもプラスの意味を見いだし、自発的に覚えようとしなくてはいけません。

「試験に受からないと昇進できないから」ではなく、「資格を取って、よりよい仕事をするため」に覚える、「上司にいわれたから」ではなく、「仕事の役に立つから」覚える、というふうに**意識を切り替え、主体性をもって行う**のです。

そんな姿勢が、記憶する力を確実にアップしてくれるのです。

脳力アップのポイント

- **自発的に覚えようとすれば、記憶力はぐんと高まる**

脳に暗示をかけると、おもしろいほど覚えられる！

「興味がないこと」を「おもしろそう」「好きかもしれない」と、発想の転換をするだけで、みるみる記憶に残る！

✕ 覚えられない悪い例

○ 短時間で覚えられ、記憶にも残るよい例

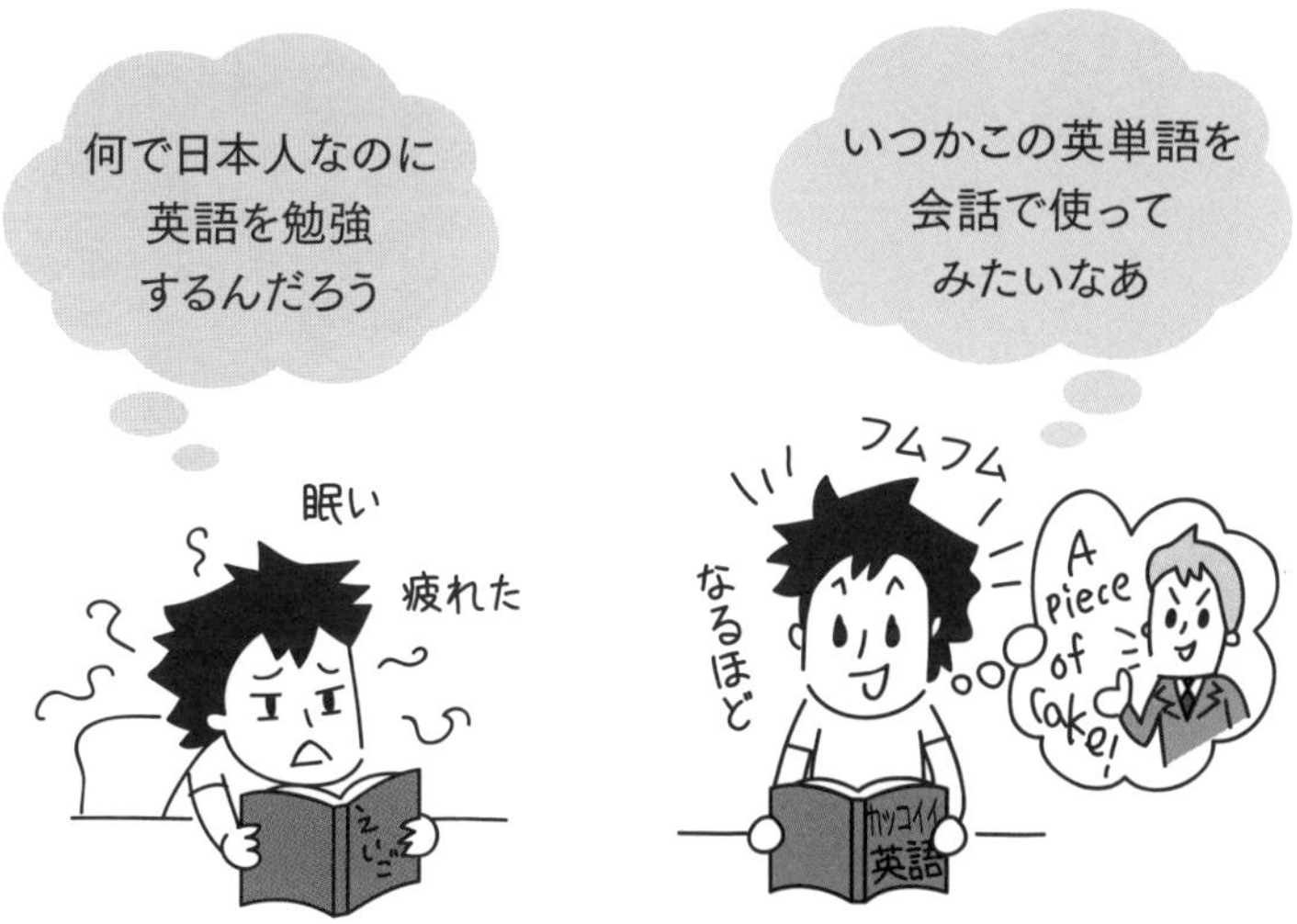
何で日本人なのに
英語を勉強
するんだろう
眠い
疲れた
えいご
いつかこの英単語を
会話で使って
みたいなあ
フムフム
なるほど
A piece of cake!
カッコイイ英語

脳の力を最大限に発揮するために「プラスの意味」を見いだすクセをつけよう！

「やらないと怒られる」ではなく、「自分がやりたいんだ」という発想に切り替える習慣をもつと、めきめき力がつくはずです。

CHAPTER6-3

記憶力がいい人の習慣

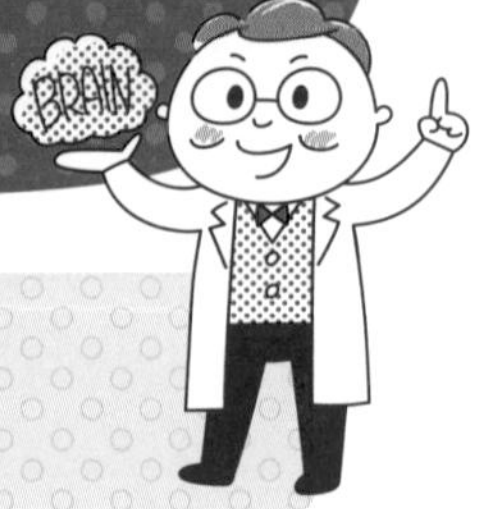

「人の名前が覚えられない」という人は意外に多いものです。でも、これからご紹介する方法を活用すれば、名前覚えが得意になるはずです。

顔は思い浮かぶのに名前が出てこない……。プライベートではともかく、それが仕事上でのこととなると問題です。

人の名前を覚えるのは苦手という人もいれば、一度会った人の名前は忘れないという人もいます。ある伝説のホテルマンは、3000人もの顧客の名前を記憶しているそうです。このホテルマンは、**名前と同時にその人に関連するさまざまな情報を重ね合わせ、それを手帳に書いて何度も見返す**そうです。

鈴木さんという人なら、目の下にホクロがあって、眉毛が八の字で声が太い、オシャレな靴を好む……といった情報をできるだけ重ねて覚えるのです。

このように多くの情報を重ねるとその分興味の感情が湧き、印象が強まります。

目でとらえたものは、脳の視覚中枢が受け止め、ダイナミック・センターコアを回りながら、「仕事ができそうだ」「せっかちそう」「髪が短い」といった情報として重ねられていきます。

これが思考や感情をともなったイメージ記憶をつくるわけです。

すなわち、重ねる情報が多ければ多いほど、記憶はより強固なものになるのです。

このように脳が記憶をどのようにつくるかを知っておけば、記憶するコツがわかってきます。人の名前を覚えるのが苦手という人は、記憶力に問題があるのではなく、覚え方に問題があるのです。記憶力がいい人とそうではない人の差は、あくまで**記憶の方法にある**のです。

脳力アップのポイント

- **記憶術のコツは、できるだけ関連する情報を重ねること**

名前の覚え方にはコツがいる

●名前が覚えられない例

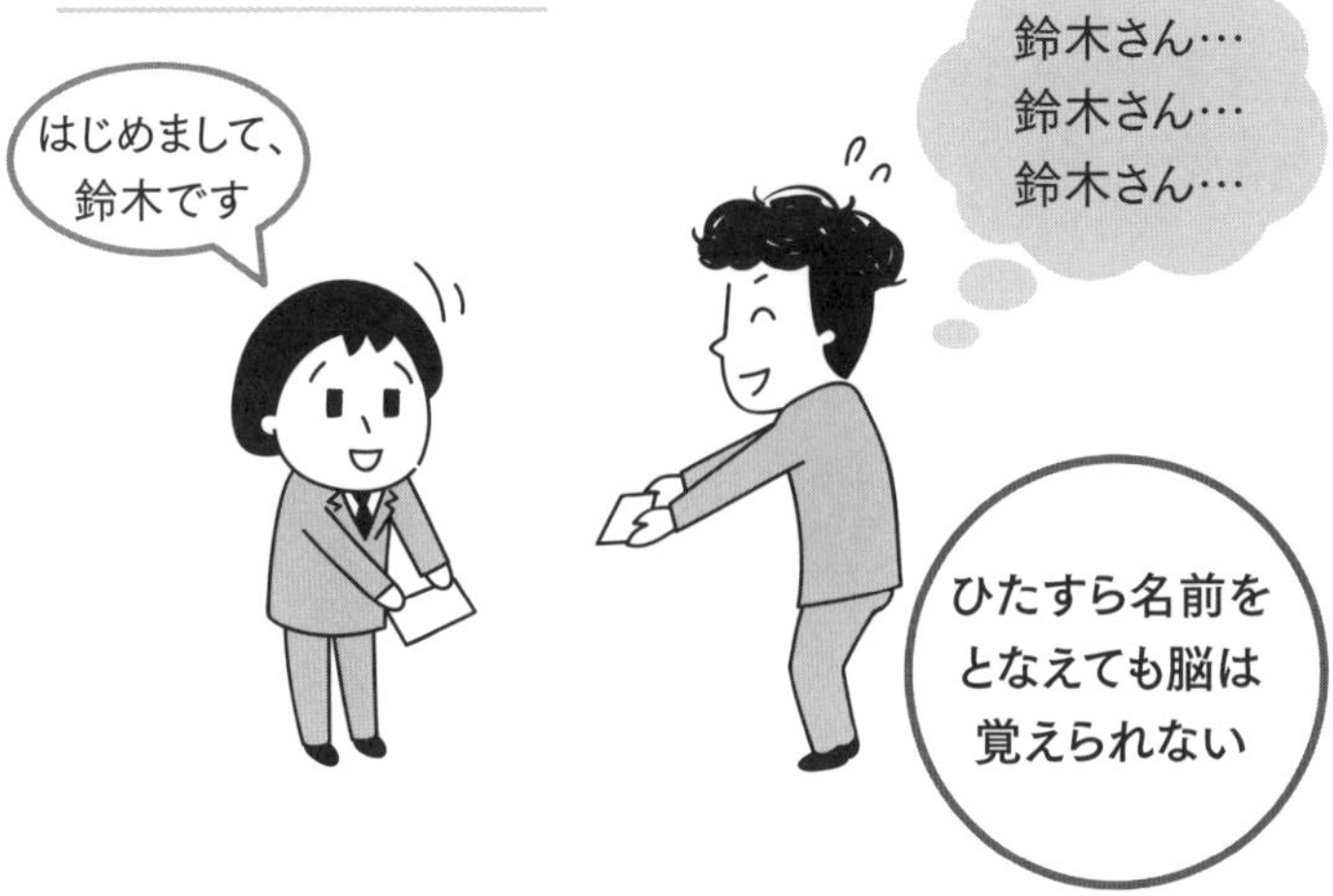
はじめまして、
鈴木です
鈴木さん…
鈴木さん…
鈴木さん…
ひたすら名前を
となえても脳は
覚えられない

●簡単に名前が覚えられる例

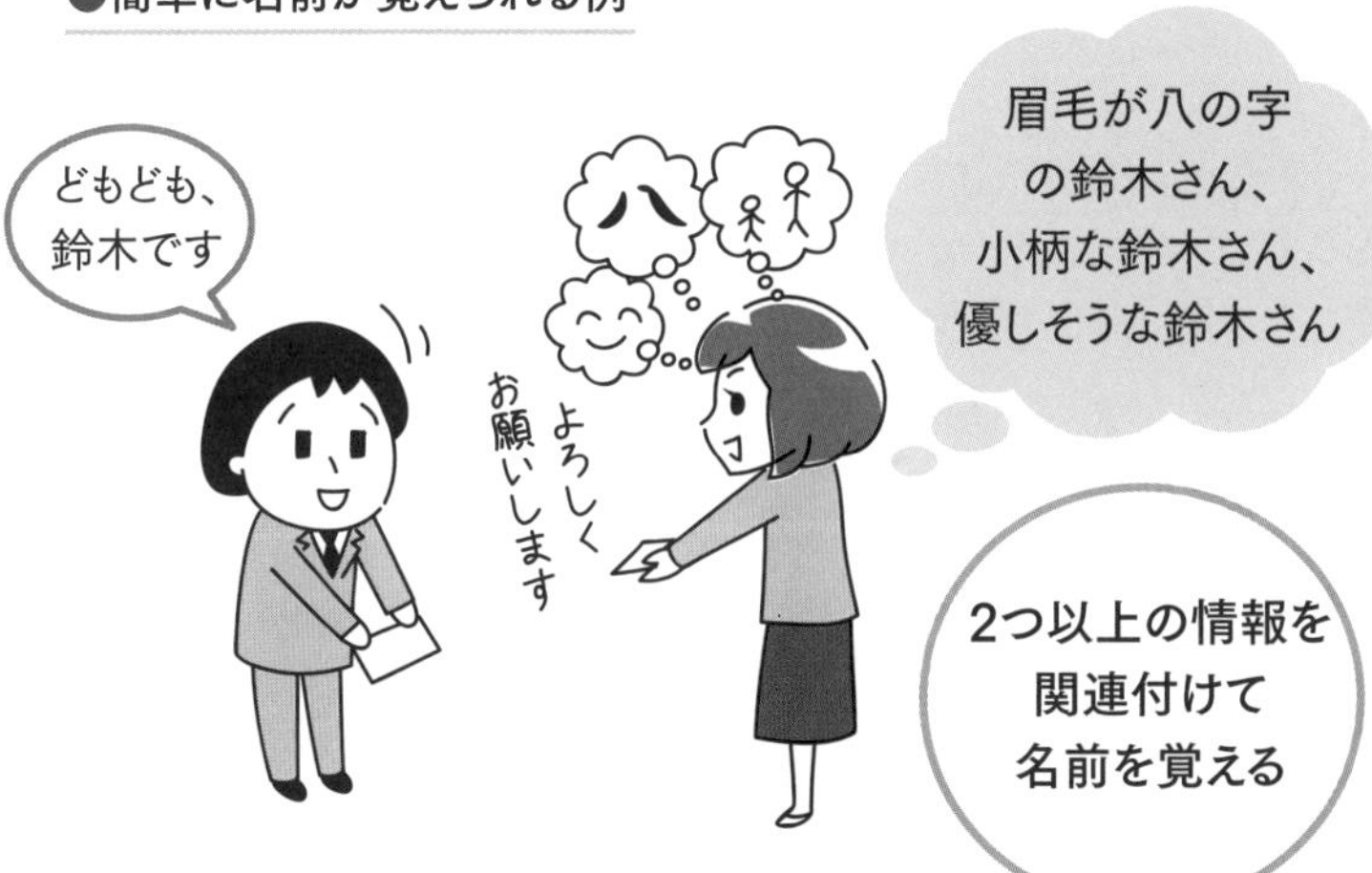
どもども、
鈴木です
よろしくお願いします
八
眉毛が八の字
の鈴木さん、
小柄な鈴木さん、
優しそうな鈴木さん
2つ以上の情報を
関連付けて
名前を覚える

しっかりと記憶にとどめておきたいことは、
視覚イメージと情報を重ね合わせて覚えよう！

CHAPTER6-4

「覚えた」と思っても、それで終わりにしない

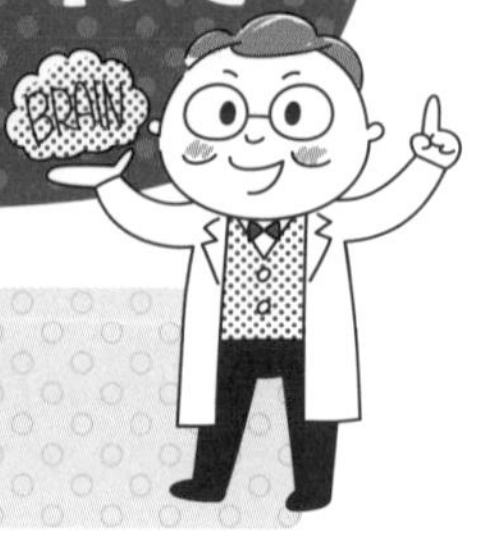

数週間、または数カ月経つと忘れてしまうことと、何年経っても覚えていることがあります。その違いについてご説明しましょう。

記憶したことを忘れないよう完璧なものにするにはどうすればいいでしょうか。

ちゃんと覚えたかチェックするには、「3日経っても覚えたことをいえるか」「覚えたことを人にわかりやすく説明できるか」を判断基準にするといいでしょう。「だいたい覚えたから、もう大丈夫だろう」という中途半端なレベルでやめてしまうと、記憶は定着しません。

記憶はインプットした情報を理解し、思考し、整理するというプロセスを経て生まれます。記憶をより強固なものにするには、理解、思考、整理の過程をもう一度くり返す、つまり復習するのです。

脳にとって重要でない記憶は3日で消えてしまうので、この復習によるチェックは3日経ってから行うといいでしょう。

記憶されているかどうかのチェックは、覚えたことを人に話してみるのも一つのやり方です。

人に説明しようとすると、理解、思考、整理の過程を脳が再現し、記憶は強化されます。話をしている途中で思い出せない箇所があれば、気になって後から調べるでしょうから、それによって忘れていた部分は補強されるのです。

覚えていることを声に出しながらノートに書き出してみるのもいいでしょう。**声に出して読んだり、手を動かして紙に書いたりすると、複数の情報が重なり合って、記憶の質を一層高めます**。このように工夫した形でアウトプットを行うことで、記憶の定着率が高まるのです。

脳力アップのポイント

- アウトプットを工夫すると、記憶の定着率がアップする

記憶をより強固にしたいならアウトプットを

覚えたつもりでも、人と話すと
あやふやな部分は必ず出てくる

●プレゼン前

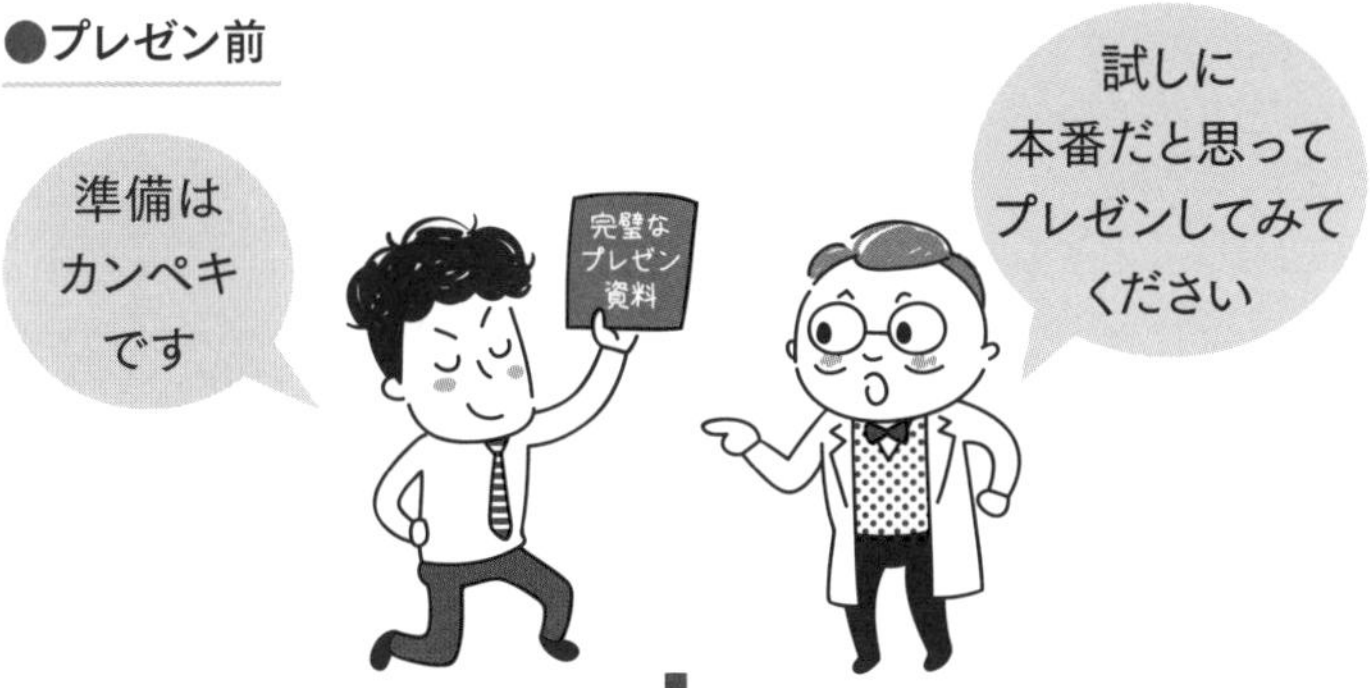
準備は
カンペキ
です
完璧な
プレゼン
資料
試しに
本番だと思って
プレゼンしてみて
ください

●3分経つと…

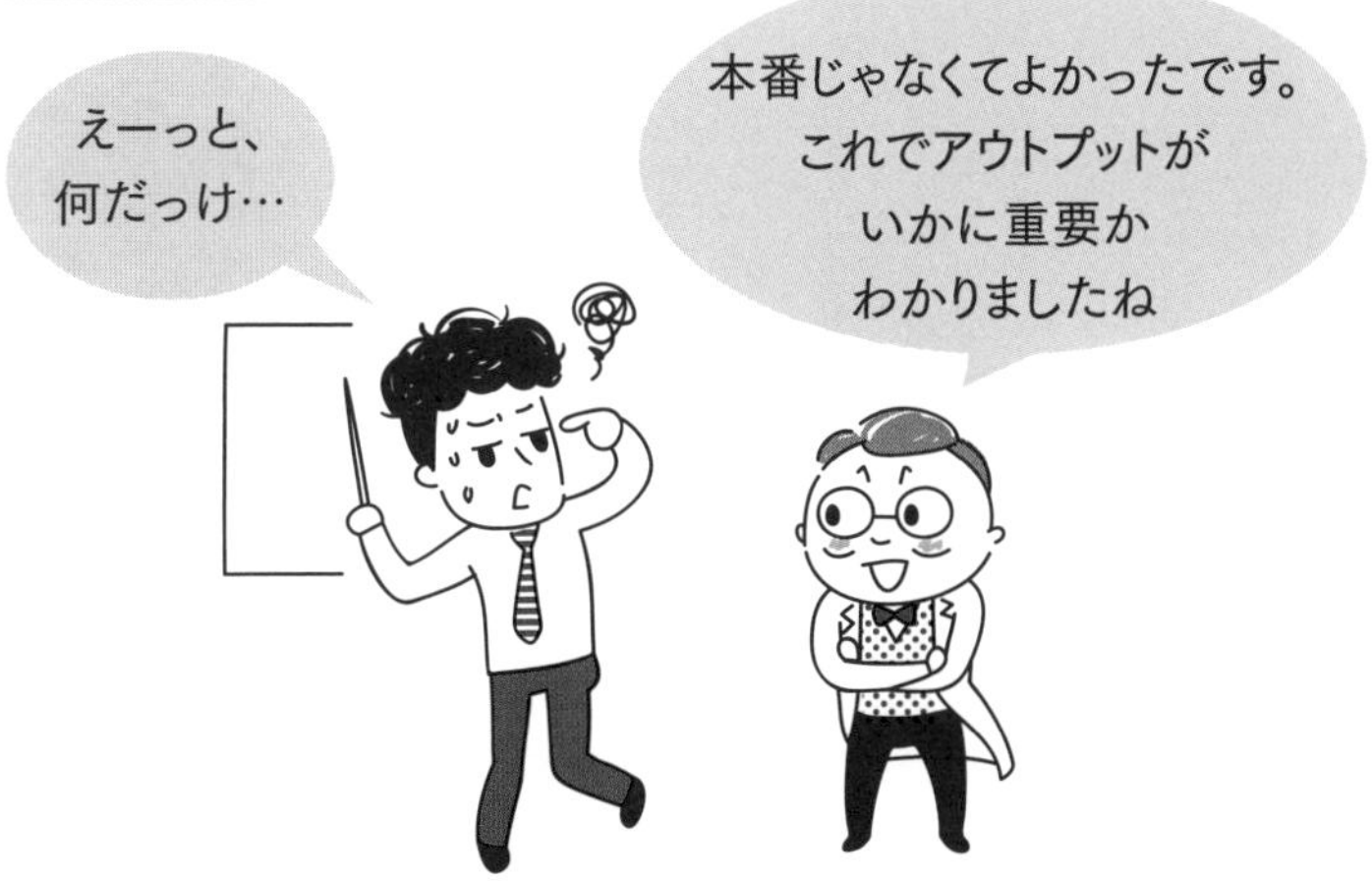
えーっと、
何だっけ…
本番じゃなくてよかったです。
これでアウトプットが
いかに重要か
わかりましたね

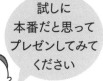

声に出して読んだり、
ノートに書き出すなどのひと手間が、
記憶定着の鍵を握る！

CHAPTER6-5

体験した記憶には落とし穴がある

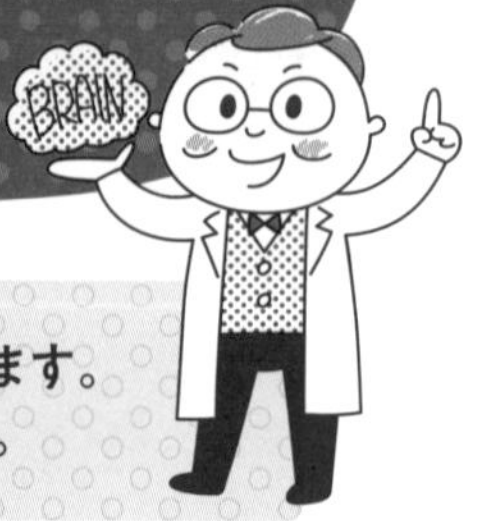

うまくいっているときこそ、注意したほうがいいことがあります。その点さえクリアできれば、こわいものなしになるでしょう。

脳にとって体験を通して得た記憶は、強力です。たとえば何かについて判断をする際の根拠として、本やネットで得た知識（学習記憶）よりも、体験を通して得た記憶（体験記憶）が重視される傾向があります。仕事でうまくいったという成功体験をすると、脳は「このやり方でいくと成功する」と判断して、その方法やパターンに執着します。そのため、**それ以外に可能性があるものを示されても、しりぞけてしまう**ことがあります。

私は、北京オリンピックを控えた競泳日本代表にアドバイスを行ったことがあります。それまでの練習は、疲労をためないよう計画的に休養をはさみながら行っていたのですが、私は本番が近いのであれば、休むことなく一層練習に集中したほうが必ずいい結果が出るはずだと監督や選手に話しました。

すると、監督は水泳に関しては門外漢の私の意見を取り入れてくれ、結果的に北島康介さんをはじめ、選手たちは大活躍してくれました。監督や選手たちは、自分たちの練習スタイルでやってきて調子を上げているのだからこれでいいんだという体験記憶も強かったはずです。それを脇において、私の理論を実践してくれたことには非常に感動したものです。どんなときでも、**成功体験に縛られていないかチェックすることは大切**です。

体験記憶は確かなものではないという自覚をもち、ときにはそこから意識的に離れることが必要なのです。

脳力アップのポイント

- **体験記憶は強力だからこそ落とし穴もあると認識する**

「体験した記憶」を絶対視しない

「このやり方でいくと成功する」という記憶は、ときに間違いを犯す

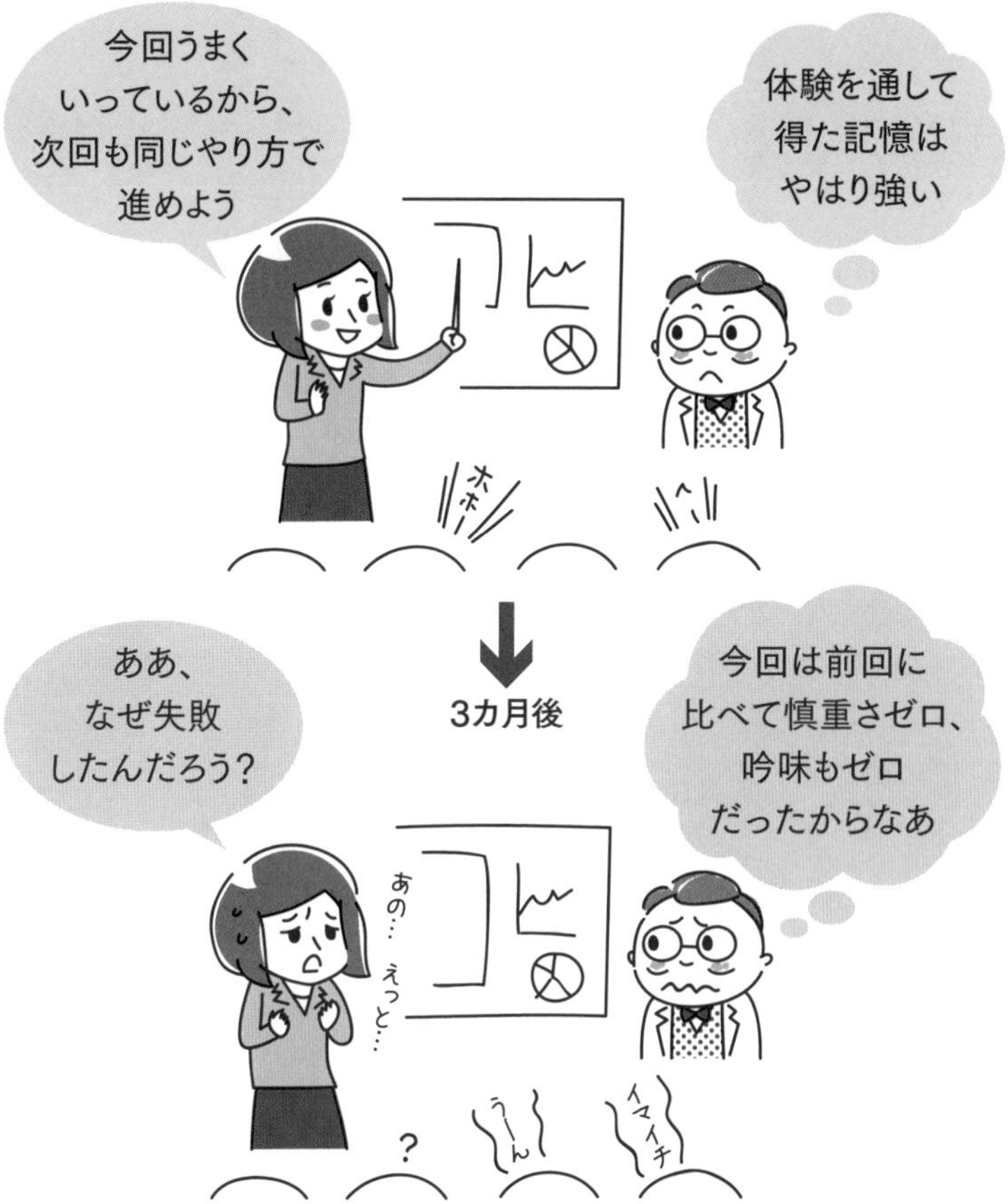
今回うまくいっているから、次回も同じやり方で進めよう
体験を通して得た記憶はやはり強い
ホホー
へー
3カ月後
ああ、なぜ失敗したんだろう？
今回は前回に比べて慎重さゼロ、吟味もゼロだったからなあ
あの…
えっと…
？
うーん
イマイチ

体験記憶は強力だからこそ、それにとらわれていないかふり返るクセをつけよう！

COLUMN

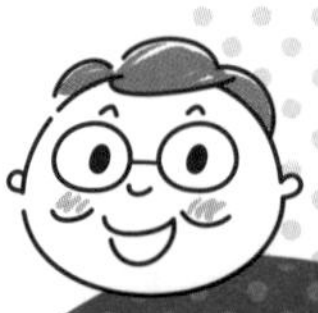

脳の本能を使った、私の5つの思考方法

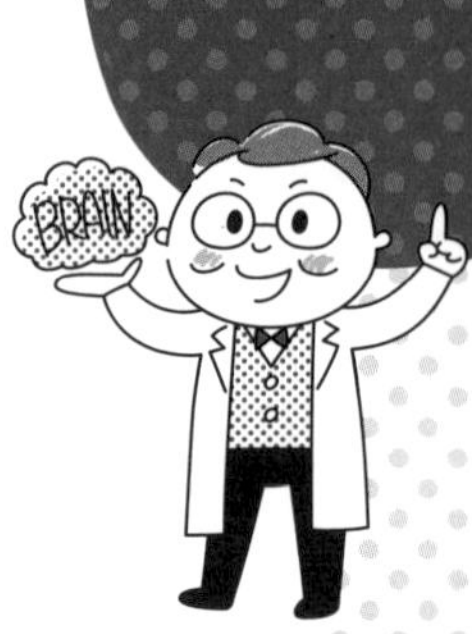

1%わからないことがあれば、徹底して考える

私は救命救急センターで、命の危険にさらされた重篤な患者さんの手術を数えきれないほどしてきました。急を要するケースばかりですから、どのような処置や手術を行うべきか、短い時間で最善の決断をしなくてはなりません。

そのとき99%説明できることがあっても、残りの1%の説明ができなければ、患者さんの命にかかわる可能性があります。ですから説明のつかない1%の部分についてはくり返し検証する習慣を自然と身につけていきました。

1%の説明のつかない部分というのは、必然的にこちらの常識や想像を超えたものばかりです。

ですから、脳の本質的な機能をふまえながら、新しい発想や独自の技術を開発していくことが求められます。

独創的な考えを生み出すには、脳の細胞由来の本能（「生きたい」「知りたい」「仲間になりたい」「伝えたい」）と、それから二次的に生まれる本能（「自己保存」「統一・一貫性」「自我」「勝負脳」）を使って、何度もくり返し考えることが重要です。

私は独創的な思考をするために、次の5つの方法を使っています。参考までにご紹介しましょう。

①私のパソコンには少なくとも5000以上の図案データが入っています。これは世界中の研究者が発表した論文を調べて、それぞれを一枚の図案にまとめたものです。一枚の図案を完成さ

せるのに、数カ月を要したこともあります。

疑問に思っているテーマがあるときは、それに関連する図案を出してきて並べてみると、思わぬひらめきやヒントを得て、それが解決策につながるということがたくさんあります。この方法でこれまで私はたくさんの患者さんの命を救うことができました。

②新しい情報をもとにくり返し考えると、新しい発想が湧いてきます。そのとき大事なのは、すぐに「こうに違いない」と結論づけないことです。ひらめいたアイデアをまたくり返し検証し、ほかの可能性がないかを探ります。

③もし考えが行き詰まったら、専門家の意見や感想を聞くようにしています。自分の考えや理論について、相手と向き合って討議すると、同期発火して、新たな発想が生まれることがあります。

④新しいアイデアについては、講演会で必ず話すようにしています。講演会で紹介するには、そのアイデアの前後のストーリーも含めて一枚の画像にまとめる必要がありますが、その際に不備や改善点が見つかったりすることがあり、それによってさらにアイデアが練り上げられるからです。

講演会ではなるべくたくさんの質問を受けるようにしていますが、それがまた新しい発想のきっかけをつくってくれることもあります。

⑤異なる意見や考えを聞いたときには、自分の立場を脇におき、なぜそのような意見や考えが生まれたのかをじっくり考えるようにします。最初から否定するようなことはしないようにします。

以上になりますが、少しでもみなさんのお役に立つことができれば、うれしく思います。

CHAPTER

7

脳に悪い習慣7

「もう無理だ」とあきらめる

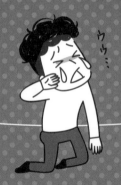

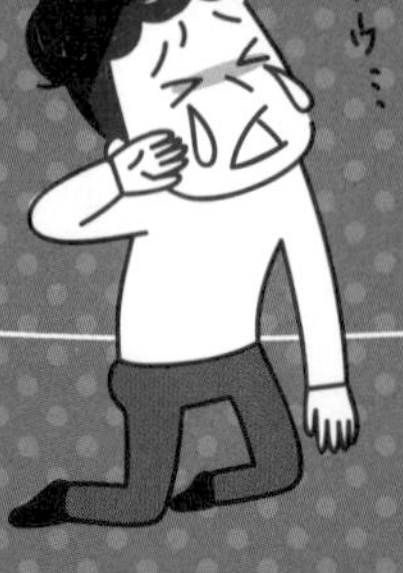

CONTENTS

このような傾向がある人は、必読!

□すぐにあきらめてしまう

□「絶対に何とかなる」と思うことはない

□目標は高いほうがいいと思っている

□集中力が続かないのは仕方がないと思っている

□「ゾーンに入る」のはプロアスリートだけだと思っている

□後回しのクセがついている

□勝負で勝つには相手の弱点を突くべきだと思っている

「あきらめる」と、脳は働かなくなる

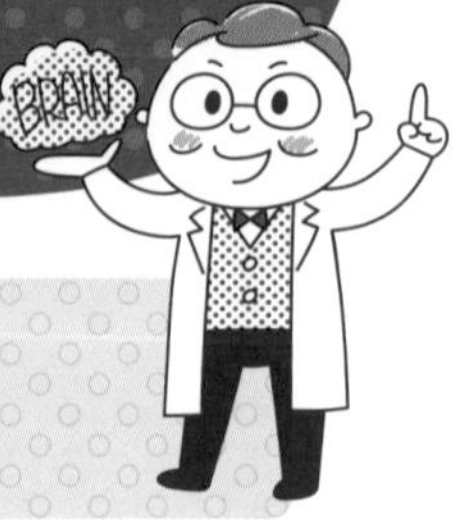

「あきらめが肝心」といいますが、脳にとっては、必ずしも好ましい選択とはいえません。そういうときは、どうすればいいのでしょうか？

生きていれば、さまざまな問題が次から次へと起こります。何の問題も起こらない人生を送る人はひとりもいないでしょう。大事なのは、問題が起こったときの考え方です。**そのとき大切なのは「無理かもしれない、もうあきらめよう」と簡単に思わない**ことです。

「無理かもしれない」という思いは、「自己保存」の本能からくる「自分を守ろう」という反応です。「自分には無理だ、あきらめるしかない」という思考は、脳の働きをとめる「否定語」として発動するので、思考力や記憶力を低下させます。

むずかしい問題に直面すれば、「どう解決すればいいのだろう」と不安を覚えます。しかし脳が不安な状態にとらわれると、情報は前頭前野に戻って「理解・判断」の作業をくり返すばかりとなり、そこから先へ思考が深まっていきません。答えを見つけられないなかで、情報は頭のなかをぐるぐる回り続けるのです。

そんなときは、「もうできない、無理だ」とは思わず、**「絶対に何とかなる」と思考を切り替える**ことです。

そのうえで「何が問題をむずかしくさせているのか」を具体的に考え、対策を立てることに意識を集中するのです。**「問題」がある限り、自分にとって最適な「答え」は必ずある**はずです。

うまくいかない状況が続くと、無理かもしれないという気持ちが強化されていきますが、そう思い込んでいる脳の「自己保存」のクセから、まずは一歩外へ踏み出すことが肝心です。それには、**「うまくいかない状況」「失敗した環境」から一度離れてみる**のも手です。いったん距離と時間をおくことで、思わぬヒントや発想が生まれることはよくあるのです。

思考を切り替えると、思わぬヒントが生まれる

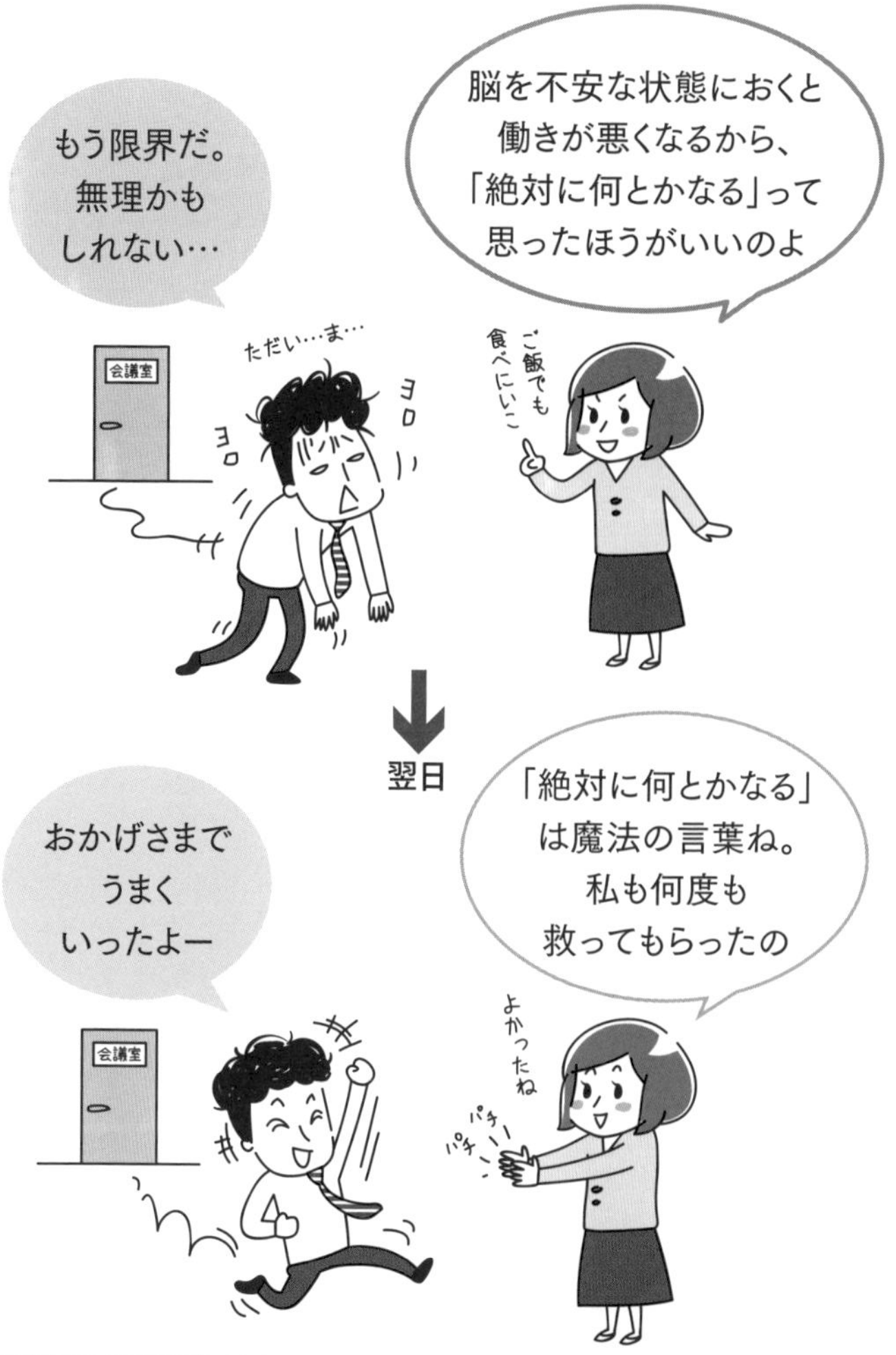
もう限界だ。無理かもしれない…
脳を不安な状態におくと働きが悪くなるから、「絶対に何とかなる」って思ったほうがいいのよ
会議室
ただい…ま…
ヨロ
ヨロ
ご飯でも食べにいこ
翌日
おかげさまでうまくいったよー
「絶対に何とかなる」は魔法の言葉ね。私も何度も救ってもらったの
会議室
よかったね
パチ
パチ

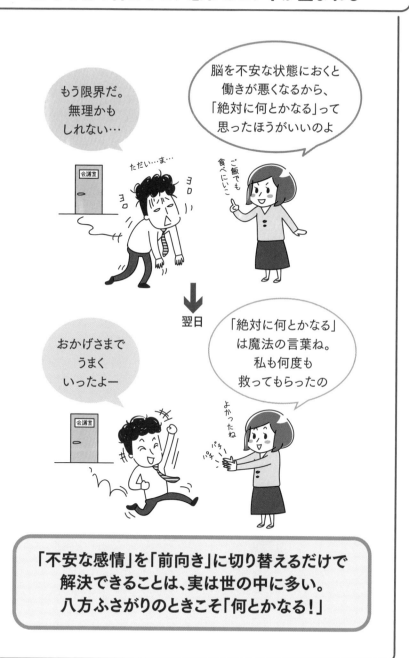

「不安な感情」を「前向き」に切り替えるだけで解決できることは、実は世の中に多い。八方ふさがりのときこそ「何とかなる!」

CHAPTER7-2

「達成できそうにない目標」をゴールにおかない

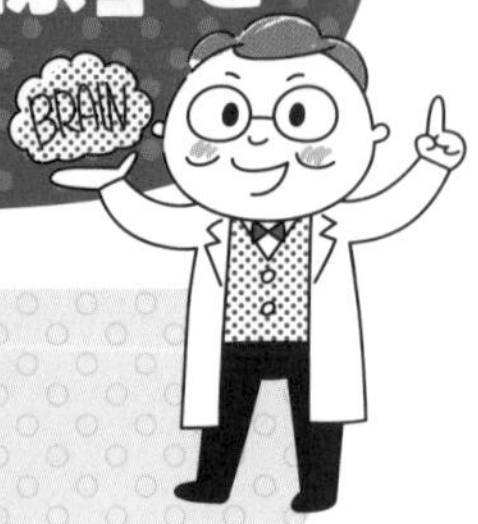

目標は大きいほうがいいのか、小さいほうがいいのか。誰にとっても悩ましい点だと思いますが、私は小さな目標のほうがいいと思います。

苦手な仕事や勉強をしなくてはいけないときは、どうしてもネガティブな考えにとらわれがちになります。

そんなとき、ポジティブな気持ちに切り替えるにはどうすればいいでしょうか。たとえば、よくある「苦手意識を克服してがんばる」とか「ひたすら我慢する」といった姿勢では、前向きな気持ちになることは絶対ありません。

大事なのは、**最初から高いゴールを設定しない**ことです。まずは、「できそうなこと」「やりやすそうなこと」から始めて、**小さな成功体験を積む**というステップを踏みましょう。たとえば算数が苦手な子どもの勉強であれば、解ける問題をたくさんやらせて「解けるぞ！」という体験を積ませ、「できるじゃない、すごいね！」とほめるのです。すると脳は「できた」という喜びと達成感を味わって、モチベーションを左右する自己報酬神経群を活発に働かせます。

長年の運動不足からジョギングを始めようとする人であれば、いきなり2～3キロの距離を走ろうなどと考えずに、最初は数百メートルの距離を早歩きのスピードで走るくらいでいいのです。それを毎日くり返しているうちに、重たかった身体が徐々に軽く感じられ、走れる距離も少しずつ延びてきます。「今日は昨日より長く走れた」。そんな経験を重ねながらレベルを上げていけば、「よし、今度は時間を計って記録を伸ばすことに挑戦しよう」というふうに、自然とポジティブな気持ちがもてるようになります。

まずは脳が軽い達成感を味わえるような、小さな目標を設定すること。そのことが、ポジティブな思考と行動の好循環を生み出すのです。

苦手なことは、成功体験をたくさん積むことで克服する

脳は成功すればするほどうれしくなって、
モチベーションが上がる

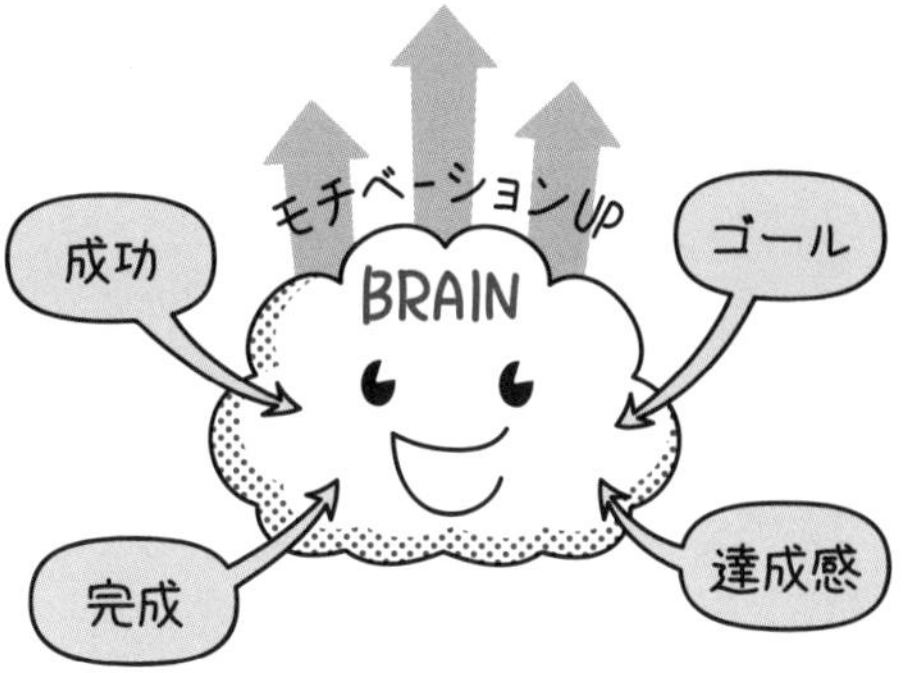

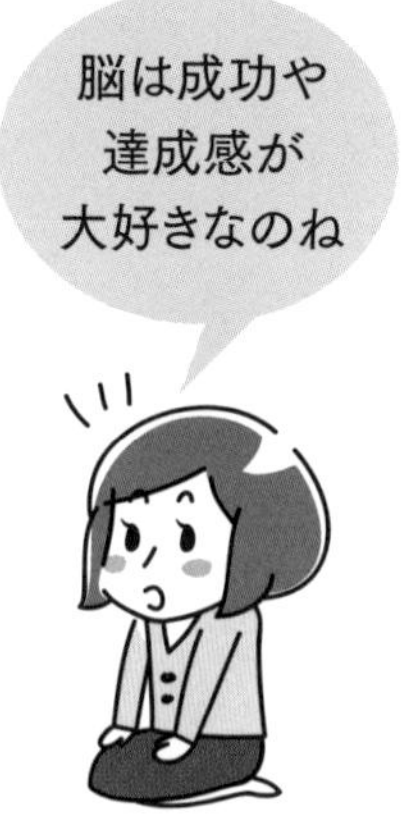

大きすぎる目標を立てると、
脳が達成感を味わいづらくなるので、
小さな目標をこまめに設定しよう！

達成できそうな目標をこまめに立てたほうが、
結局は遠い場所まで行けるのですね！

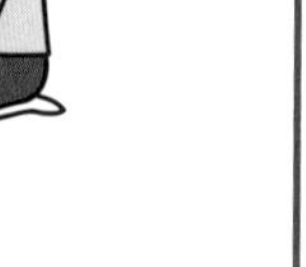

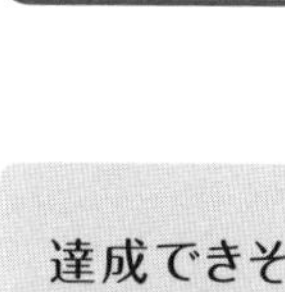

はい。脳は達成感が大好物ですから、こまめに
達成感を味わわせてあげましょう。

CHAPTER7-3

集中力が持続する環境をつくる

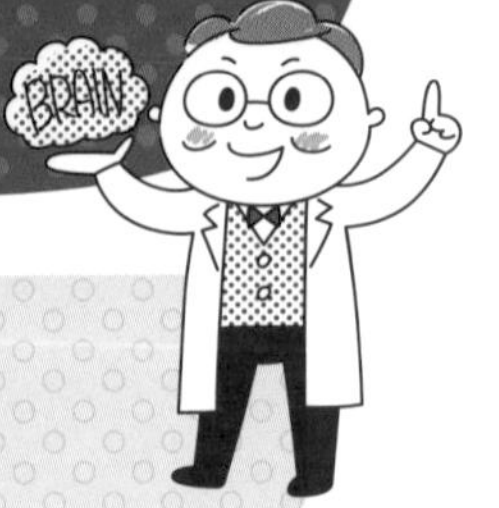

集中するためにスマホの電源を切ることをおすすめしましたが、もう一つ、さらに集中するためのコツをお教えしましょう。

周囲で「どうも集中力が続かなくて……」という声を、以前にも増して聞くようになりました。仕事が忙しかったり、ありとあらゆる情報が氾濫するような環境にいたりすると、どうしても一つのことを集中してやり続けるのはむずかしいのかもしれません。

よくスポーツ選手が「ゾーンに入った」といったりします。「ゾーンに入る」とは集中力が極限まで高まった状態で、ゾーンとは文字通り空間的なイメージです。**そこに入ると外の雑音が一切消え、脳の力が最大限に引き出されます**。

ゾーンに入ることは、実は条件さえ整えれば誰でも可能です。それには集中しやすい環境をつくらなくてはいけません。

たとえば机を使った作業であれば、ふだん使っている書斎の机など、日ごろから馴染みのある場所のほうが、不慣れな場所よりも集中力を高めやすいでしょう。

ゾーンに入るための準備としては、まず前後左右の寸法が腕を伸ばしたくらいの大きさの空間に、自分の身体が包まれるイメージをもち、姿勢を正して目線を水平にします。**机にはスマホなど気が散りそうなものはおかず、照明は気持ちが落ち着く明るさにしてください**。

脳は「統一・一貫性」を好みますので、ゾーンに入りやすい環境をつくっておくと、その場所での作業や考えごとに、すっと集中できるようになります。集中力を高めるには、ふだんから同じ環境を保つことが重要なのです。

脳力アップのポイント

- **「統一・一貫性」を好む脳の本能にしたがって環境をつくる**

条件さえ整えば、ゾーンに入れる!

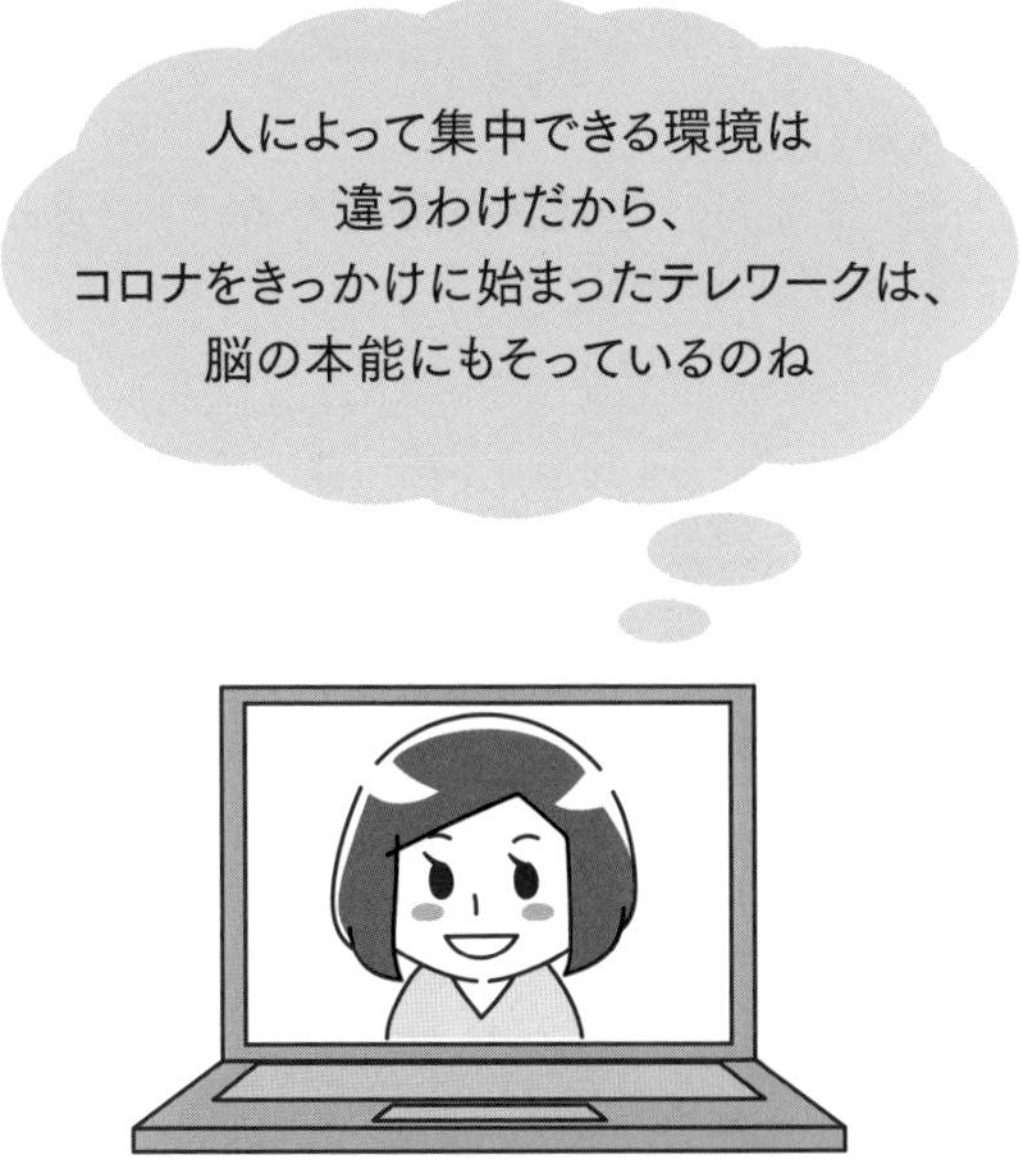
人によって集中できる環境は
違うわけだから、
コロナをきっかけに始まったテレワークは、
脳の本能にもそっているのね

●ゾーンに入る方法

① どんなときに自分が一番集中できるか、ふり返る

周囲に誰かいたほうがいい人・いないほうがいい人、少しさわがしいくらいがいい人・シーンとしているほうがいい人など、千差万別

② ①の環境を整えたら、「○時までに終わらせる」と終了時間を決めて、一気にやる

脳の「統一・一貫性」のクセをうまく活かすと、集中力もぐんと高まります。家で仕事をする人は、ぜひ環境を工夫してみてください。

「あとで」ではなく、今やる！

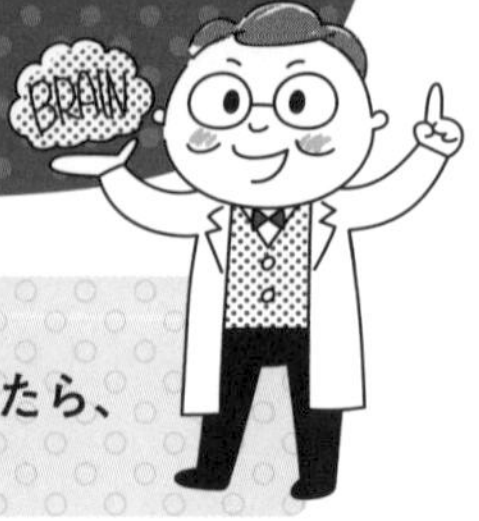

今できることを後回しにしていいことは何もありません。「明日やるか今やるか」で迷ったら、迷わず「今」を選んでください。

「今やれること」なのに、「明日でもいいや」といって後回しにする。そんな経験は誰しもあると思います。

「今やれることは、今やる」。これは集中力を磨くうえで、おろそかにしてはいけない鉄則です。

　後回しにするという考え方は、自分自身へのごほうびが与えられそうなときに活性化する自己報酬神経群に肩透かしをくわせることになります。

　また、モチベーションも下がりますから、後回しにするのは実にもったいないことなのです。

「今やれること」を今やる。今という瞬間に全力を注ぐことをくり返すことで、その人の集中力は確実に高められます。

私が医療の現場にいたときは、常に瞬時の判断が求められる場面の連続でした。患者さんの命にかかわり、かつ脳という重要な器官を扱う脳外科では「99%正しいからこれでいこう」は通用しません。なぜならそれが通用すると、１００人の患者さんがいれば、ひとりは助けられないことになるからです。「１００％救うのが当然」という前提のもとでは、素早くかつ最善の判断と実行力が求められます。

　以前、治療をしていた患者さんの脳幹に出血が起き、命が危険な状態になったことがありました。

　そのとき私は、生命維持中枢である脳幹に穴を開けて血液を吸い取るという、タブーともいえる決断をして、患者さんの命を救うことができました。これも、**常に目の前のことを全力でやるという習慣を身につけていたからこそ、瞬時に最善の判断ができた**のだと思います。

　仕事でも勉強でも、「あとで」でなく「今やる！」をぜひ習慣にしてください。

今という瞬間に、常に全力を注ぐ

後回しにばかりしていると、自己報酬神経群の反応が悪くなり、モチベーションも下がる

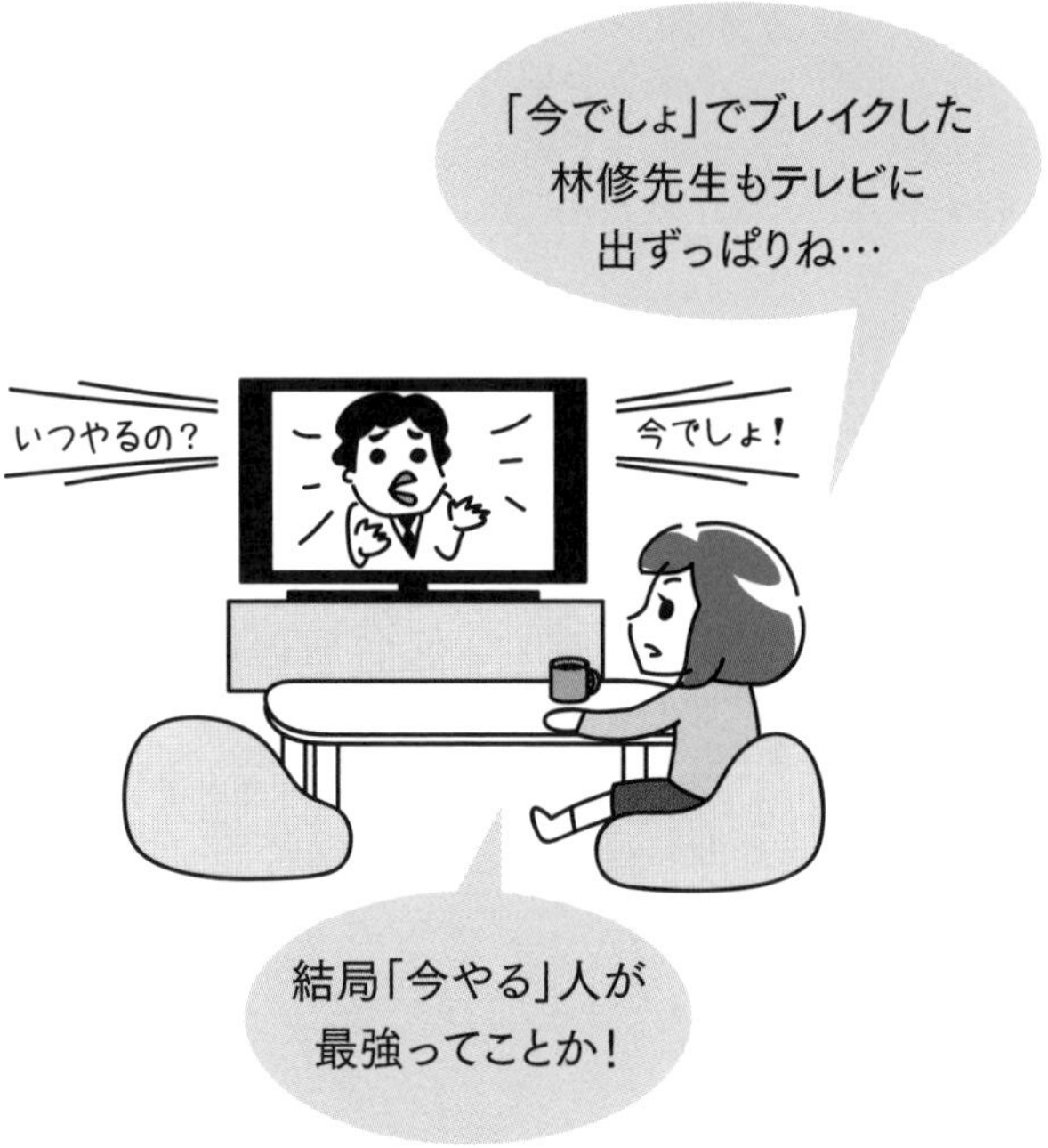
「今でしょ」でブレイクした
林修先生もテレビに
出ずっぱりね…
いつやるの？
今でしょ！
結局「今やる」人が
最強ってことか！

**「今やる」ことを続けると、
やがて「今すぐやらない」ことが気持ち悪くなり、
「後回しにする」ということがなくなる！**

「今やれることは、今やる」が習慣になると、
後回しにすることが気持ち悪くなります。
こういう感覚が身についたら、こっちのものです（笑）

「相手の弱点」を突く発想では、成長しない

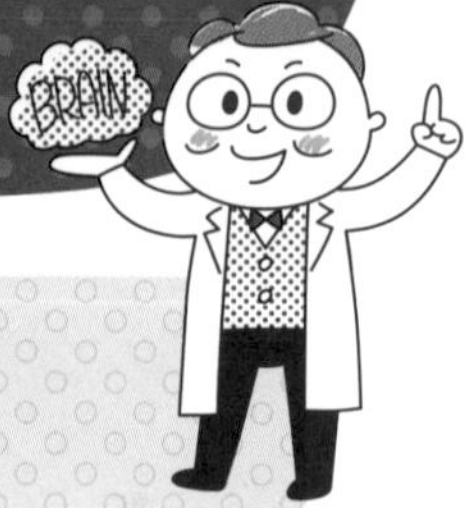

強い相手と勝負をするとき、「弱点を突く」ことが勝利のセオリーですが、もっと確実なセオリーが実は存在するのです。

勝負に強くなる脳の使い方には、コツがあります。勝負のときは相手の弱点を攻めて勝つことがセオリーとされています。しかしその方法は、勝負のレベルが低いうちしか通用しません。レベルが高くなれば弱点は少なくなるからです。弱点を見つけて攻めるという発想をしている限り、実力が上がることはありません。

では本当に力をつけ、強い相手に勝つにはどうすればいいのか。相手の弱点を突くのではなく、逆に**相手の長所を打ち砕く**ことです。自信のある得意な部分が崩れると、ダメージは大きくなります。

たとえば、野球でバッターが相手ピッチャーのもっとも得意な決め球を打ち返すと、ピッチャーは自信を失い、投げる球がなくなって、自滅することがあります。自分の得意技をはね返されたときのショックは、勝負の行方を左右するほど大きな影響を与えるのです。

相手の長所を攻めるという姿勢を貫くには相手の得意技を研究し、それを上回る技を磨くために努力と工夫を重ねなくてはなりません。そうすることで、**自分の力を大きく伸ばすことができる**のです。

勝負において勝つことは当然の目標ですが、ただ勝ちさえすればそれでいいというわけではありません。私はかつて何人かのトップアスリートに、「ライバルは敵ではなく、自分を成長させてくれる仲間であり、ツールだ」ということをアドバイスしました。

脳には「仲間になりたい」という本能があり、敵を倒すというのは、本能に反することです。ライバルは仲間であり、ともに向上しようと考えることで、選手たちの実力が底上げされ、長期的に発展していくのです。

自分のレベルを上げるとっておきの秘策

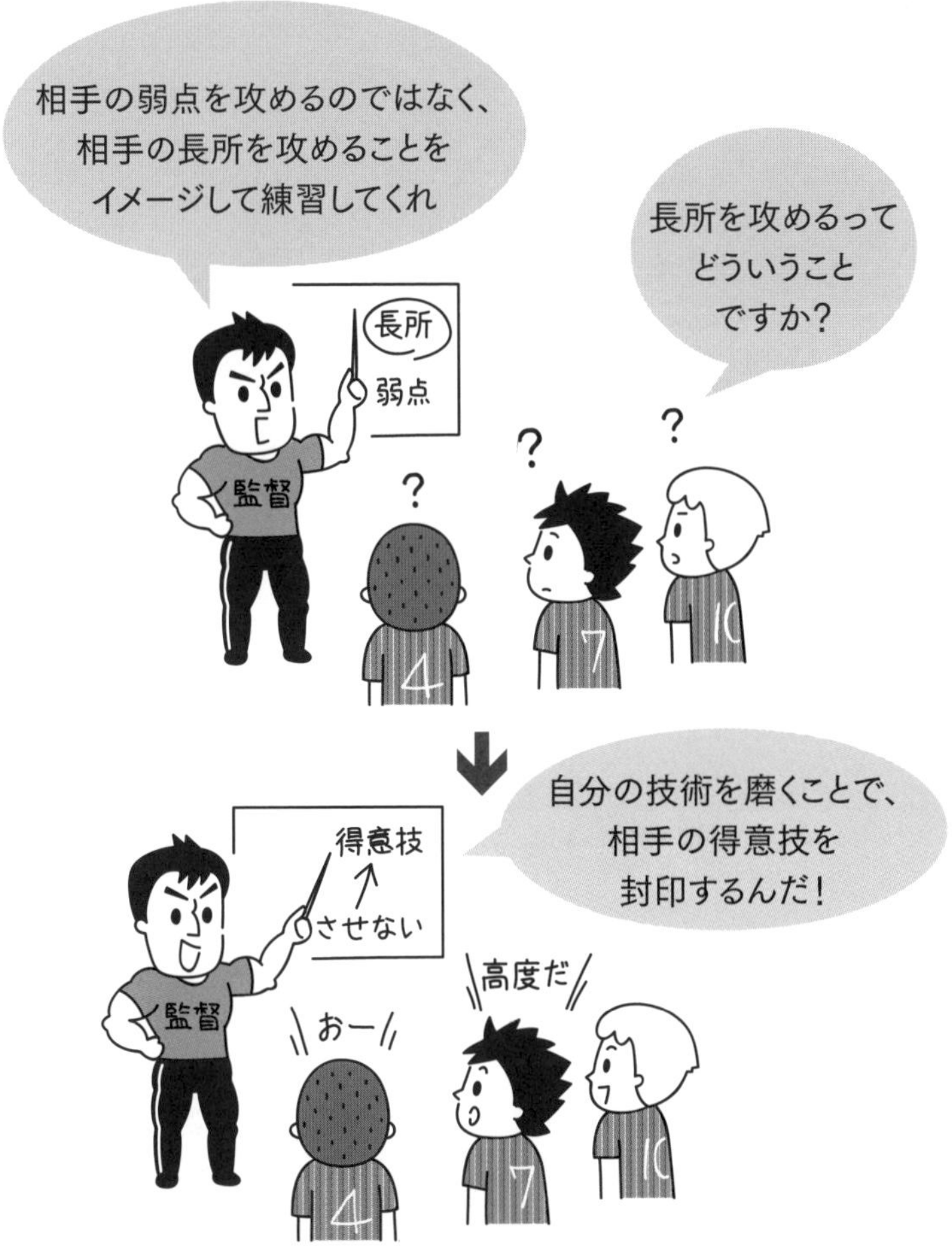

相手の弱点を攻めるのではなく、
相手の長所を攻めることを
イメージして練習してくれ
長所
弱点
監督
長所を攻めるって
どういうこと
ですか？
?
?
?
4
7
10
自分の技術を磨くことで、
相手の得意技を
封印するんだ！
得意技
させない
監督
おー
高度だ
4
7
10

人間には「仲間になりたい」という本能があるので、
「相手を倒す」のではなく、
「ともにレベルを上げる」という発想に変えよう！

CHAPTER

8

脳に悪い習慣 8

他人の立場を あまり考えない

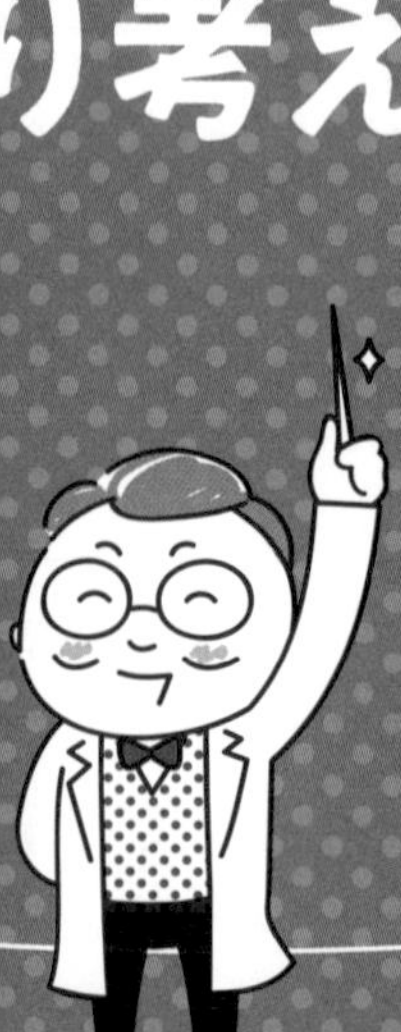

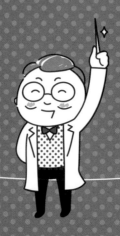

CONTENTS

このような傾向がある人は、必読！

□自分の考えや気持ちは人に伝わらないと思っている

□感情を込めて話すのが苦手である

□「空気を読む」のはむずかしいと感じる

□人間関係がうまくいかない

□人の話を聞くのが得意ではない

□人をほめることがめったにない

□なかなか自意識を捨てられない

□人に貢献することが少ない

□人の役に立ちたいと思うことがない

脳には、一つのまとまった考えを生み出す仕組みがある

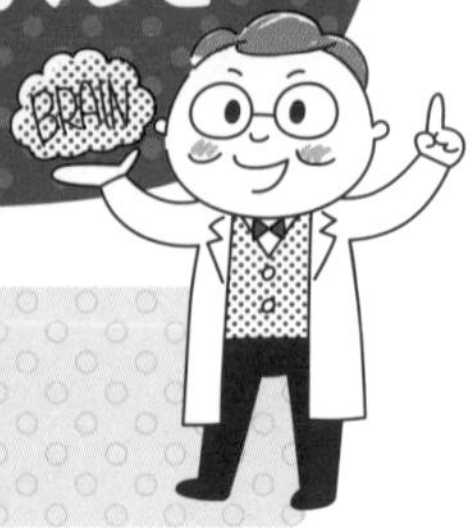

脳科学には「スモール・ワールド」という考え方があります。情報があっという間に広がる仕組みは、とても興味深いはずです。

脳のなかでは、さまざまな情報が処理されながら一つのまとまった考えが生み出されます。

脳に入った情報はA10神経群で感情のレッテルがはられ、理解、思考というプロセスを経て、気持ちや信念をともなった一つの考えとしてまとめ上げられるわけですが、それが可能なのは、**脳内を駆け巡る情報を神経細胞同士が瞬時にやりとりする仕組みがある**からです。

そのことを理解するうえでヒントになるのが、1998年に米コーネル大学の心理学者が「Nature《ネイチャー》」誌で発表した、「スモール・ワールド」という考え方です。これは、人と人との間での情報伝達のスピードや広がりに関する仕組みを探ったものです。

たとえば、ある情報を友達から友達へ、さらにその友達へと伝えていけば、いずれは知り合い全員の間でその情報は共有されます。

そのとき、直接の友達を飛び越えて情報を伝達するルートがあると、情報が伝わるスピードは一気に加速します。

よく「世間は狭い」ということがいわれますが、まさに「スモール・ワールド」の仕組みが働いているからといえます。

脳の膨大な数の神経細胞も、この「スモール・ワールド」の考え方と同様の方法で、情報伝達のやりとりを行っています。

脳の神経細胞が情報を受け取ると、神経細胞が興奮する「発火現象」が起こります。そうやって神経細胞が発火現象を起こすと、その周りにある神経細胞も「同期発火」を起こし、その現象が波のように伝わっていきます。この**「同期発火の連鎖」によって、脳内に一つのまとまった「考え」が生み出されていく**のです。

考え方は脳のなかでこうしてまとまる

**「スモール・ワールド」＝人と人との間で
情報が共有される仕組み**

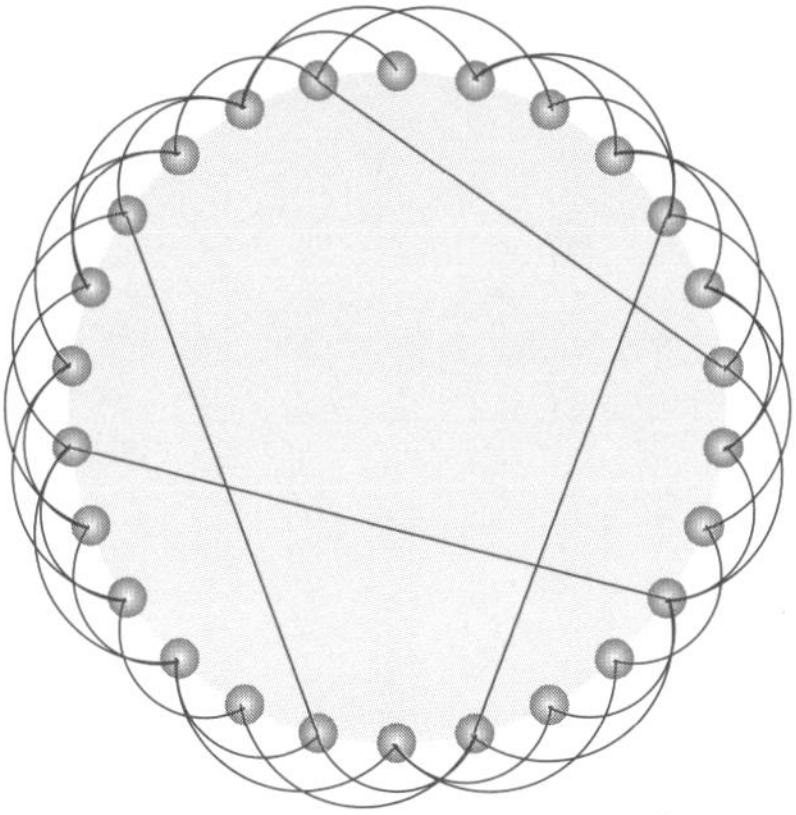

脳の神経細胞もこれと同じ仕組みをもっており、神経細胞同士は瞬時に情報を伝え合うことができる

神経細胞は情報を受け取ると「同期発火現象」を起こす。

また、神経細胞は情報を受け取ると、必ず発信元の神経細胞に情報をフィードバックする

情報のやりとりを行った神経細胞が「同期発火の連鎖」を起こす

脳内に一つのまとまった「考え」が生まれる！

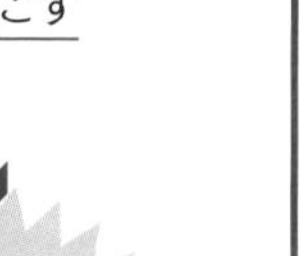

脳には、気持ちや信念にともなって
考えを一つにまとめる仕組みがあるんですね。

はい。脳の神経細胞が「同期発火の連鎖」を起こす
ことで、情報がまとまった形になるのです。

CHAPTER8-2

なぜ気持ちや考えが他人に伝わるのか

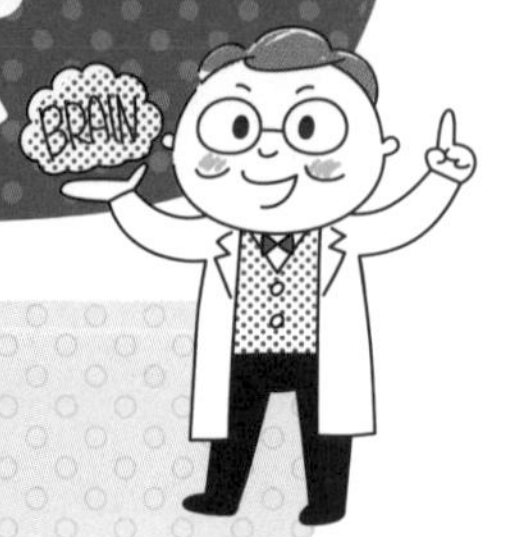

人間関係が苦手という人は「同期発火」が苦手であることを意味しますので、感情を込めて話すクセをつけるといいかもしれません。

人には、自分の考えや気持ちを「伝えたい」という本能があります。

仲のよい友達が数人集まっているとき、誰かがおもしろい話をすると、その場にいた人がみな一斉に笑う。あるいは悲しい話をすると、みな悲しい気分になって、なかには涙ぐむような人がいる――。こうした現象が起こるのは、相手が発するさまざまな情報を受け取る脳が、周りの人と同じように同期発火するからです。

脳神経細胞が情報をまとめ上げる際に働く同期発火は、人とのコミュニケーションを可能にする鍵を握っています。

ある情報に対して、複数人の脳が同期発火する仕組みからわかるのは、**「物事への興味を一致させ、感情を伝える」ことがコミュニケーションには欠かせない**ということです。

また、同期発火は、「おもしろい」と興味をもったり、感動したり、前向きになったりすると、Ａ10神経群で強くなります。さらに**「うれしい」と感じることは、脳にとってごほうびになりますから、自己報酬神経群を活性化します**。

つまり、ある考えを人と共有するには、その考えがおもしろく、人の心を動かすものだという思いを込めて相手に伝え、そのことによって、相手の脳神経細胞を同期発火させることが重要なのです。

このように脳が気持ちや考えを伝え合う仕組みを理解しておくことは、コミュニケーションを円滑にするための大きなヒントになるはずです。

脳力アップのポイント

- 気持ちを共有するには、感情を伝えることが欠かせない

気持ちや考えが他人に伝わる仕組み

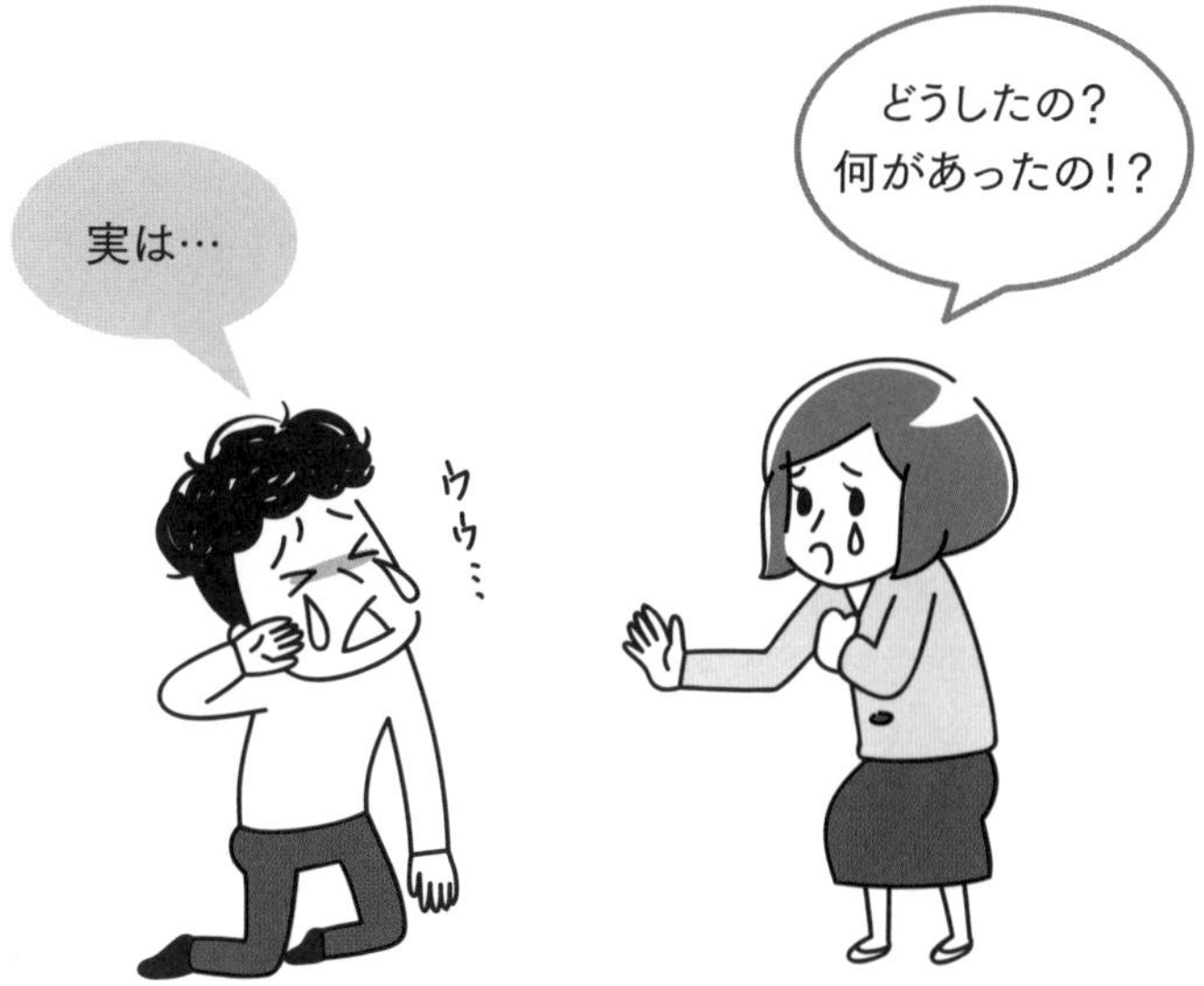

涙は同期発火の強力な要因となる。
涙を見ると、自分が涙を流したときの感情がよみがえり、
一気に脳神経細胞が同期発火する

↓

コミュニケーションを取るときには、
できるだけ自分の感情を込めて伝えよう!

私の講演を聞いた方はみな「おもしろかったです!」「お話に感動しました!」とおっしゃってくれますが、それは私が感情を込めて伝えているからなのです。

CHAPTER8-3

感情を込めないと、人には伝わらない

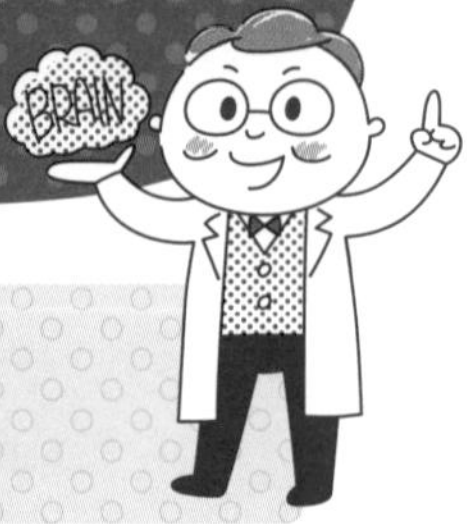

人に教える立場にいる人には必読の内容です。学校で人気なのはもれなく、このタイプの先生でしょう。

同じ内容のことを話しているのに、伝わり方が違うということがあります。たとえば２組が同じ内容のプレゼンを行ったとします。

ところが、一方は参加者全員の心を動かし、高い評価を得たのに対し、他方は低い評価となってしまったり――。こうした違いが生じるのは、一体なぜでしょうか。それは話すときの感情の込め方が違うからです。

たんたんと機械のようにプレゼン資料を読み上げるだけでは、たとえ内容がよくても、相手の心を動かす力は弱くなります。AIロボットが感情の起伏に乏しい声で語りかけてきても心に響かないことを想像すれば、よくわかることです。

しかし、「これは非常におもしろいですよ」と**気持ちを込めて話せば、聞く側は内容への関心を深め、同期発火によって気持ちを共有してくれます**。

感情を込めて話さなければ、「おもしろい」「好き」といった前向きなレッテルをはる相手のA10神経群を同期発火させることはできないのです。

勉強を子どもに教えるときも、**親や先生自身がまず、その内容のおもしろさや深さを感じ取ることが大事**です。そのうえで気持ちを込めて説明すれば、子どもの脳のA10神経群は同期発火します。

おもしろいと感じることで理解力や思考力が高まりますから、教える側が感情を込めて、勉強のおもしろさを伝えるのは、とても大事なことなのです。

脳力アップのポイント

- 気持ちを言葉にのせないと、考えや本心はちゃんと伝わらない

プレゼンにおいても「感情」が重要なわけ

スティーブ・ジョブズは同期発火の達人だった

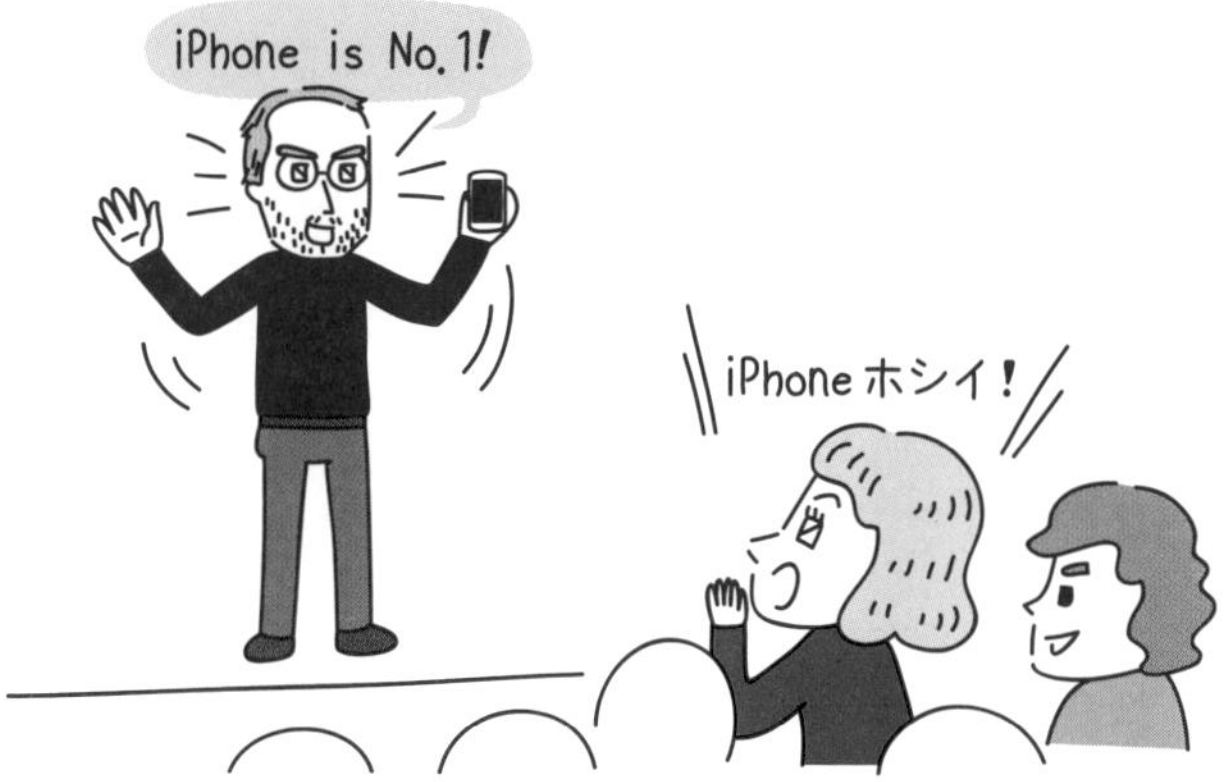

人間の脳はよくできていて、
感情を込めるフリをすると、すぐにばれる。
何かをプレゼンするときは、自分がその内容を
心からいいと思えるまで練り上げよう!

官僚の話し方は一本調子なものが多く、
話す言葉も難解で、まったく伝わらないですよね。

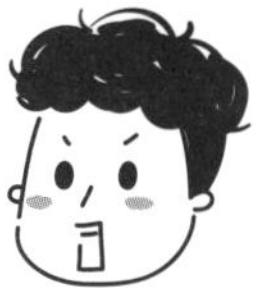

いいところに気づきましたね。
プレゼンの達人になりたければ、官僚と逆の話し方を
するといいのかもしれません。

「空気が読めない」と、理解されない人になる

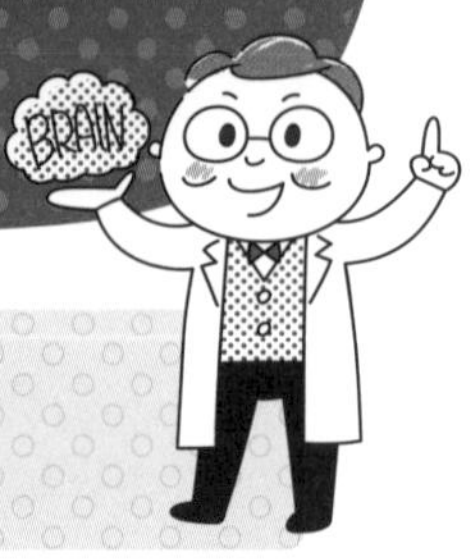

**何でも話し合える友人がほしい
という人は多いでしょう。大人になってからでも、
脳の「ある本能」を使えば、難なく友人は増やせますよ。**

いいコミュニケーションをするには、いうまでもなく相手の立場や気持ちを考えることがとても大切です。いわゆる「空気を読む」ことです。

相手がどう思っているのか、何を望んでいるのか、何がいいたいのかなどを想像しなければ、脳神経細胞は「感情」や「思考」を同期発火させることができません。感情と思考が同期発火しないと、しっかり理解し合うことはできなくなります。

相手の立場を考え想像することで、脳は相手と積極的に同期発火しようとするのです。ただし「空気を読む」ことには、そうスムーズにはいかない面があります。それは脳がもつ「統一・一貫性」と「自己保存」のクセによって、自分の考えに執着することがあるからです。すなわち、相手の立場に立って想像する力は、もって生まれたものではなく、鍛えることでしか身につけられないものなのです。

ですから相手の立場を常に考えられるようになるには、意識的にそれを行う習慣を身につけないといけません。その手助けとなるのが、「仲間になりたい」という脳の基本的な本能です。これを磨くことで「相手の立場」に対する想像力が培われます。「寂しいから友達をつくりたい」という人は、**素直に相手の気持ちを聞き、相手に共感する**ようにしてください。その際「そうですよね」「よくわかります」と相手を思いやる言葉を使うと、共感力はぐんぐん高まるのです。

脳力アップのポイント

- **相手の立場を想像する力は、意識的に鍛えれば身につく**

人間関係を円滑にするためのコツ

●自分中心に考えると、相手に共感できない

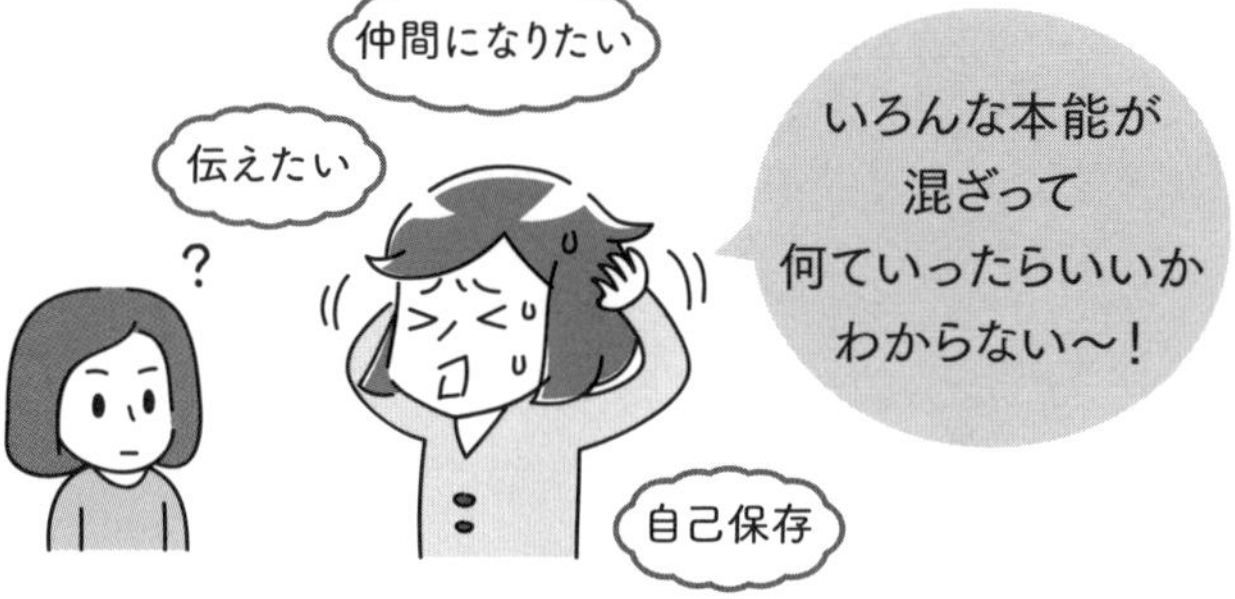
仲間になりたい
伝えたい
?
いろんな本能が
混ざって
何ていったらいいか
わからない～！
自己保存

●相手中心に考えると、共感し合える

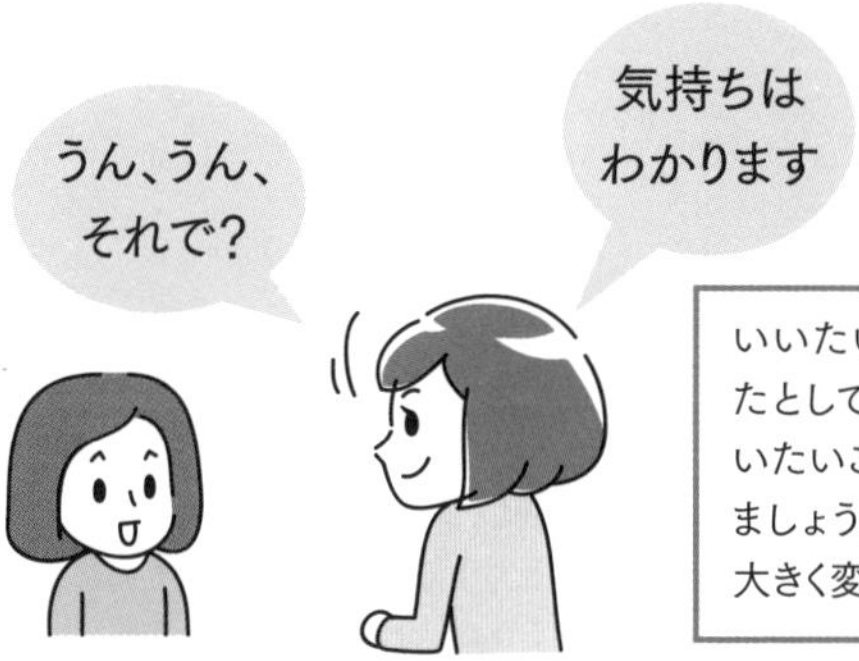
うん、うん、
それで？
気持ちは
わかります

いいたいことがたくさんあったとしても、まずは相手のいいたいことをよく聞き、理解しましょう。それだけで関係は大きく変わります

人間には「仲間になりたい」という本能がある一方で、「自己保存」という脳のクセ、そして「伝えたい」という本能もあるので、一方的なコミュニケーションにならないよう要注意！

「自分がいいたいことばかりいう」のではなく、「相手がいいたいこと」にも常に注意を払ってコミュニケーションをするよう、心がけましょう。

目標を共有すると、考えが伝わる

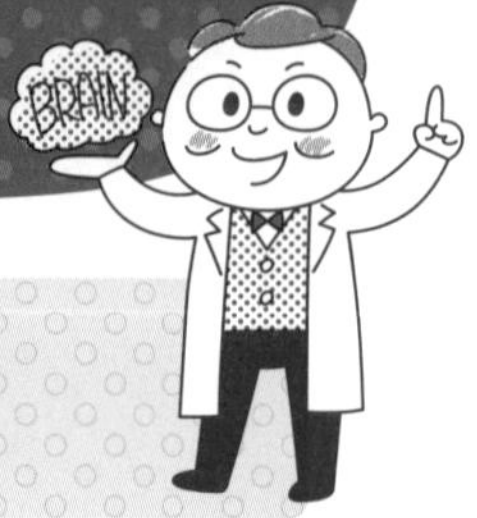

チームで何かを成し遂げるとき目標を共有することが不可欠ですが、ただ共有すればいいわけではありません。

仕事やスポーツにおいて重要なのはチームワークです。同じ集団に属しているメンバーが目標に向かっていかに気持ちを一つにし、協力していくか。それができるかどうかで、成果はまったく違ってきます。

チームワークは単に、目標を掲げてがんばれば成り立つというものではありません。目標を示すとき、リーダーはまず気持ちを込めて話さなくてはいけません。

さらに、なぜその目標をめざすべきなのかを話す際に、もうひと工夫いります。それは、Ａ10神経群に加えて、自己報酬神経群も同期発火させることです。

つまり、**「自分にとってうれしいことや好きなこと」と「目標を自分で達成できるだろうという脳へのごほうび」の一致が必要**なのです。簡単にいえば、「脳が望んでいて、かなえばうれしいこと」と目標が一致する状態をつくることです。

たとえば、プロのスポーツチームで、監督が「がんばって○勝以上して優勝をめざそう」とだけいっても、○勝、優勝という目標はちゃんと共有されないでしょう。しかし「ファンにプロのすごさをしっかり見てもらい、たくさん喜んでもらうのが目標だ。常にそれを心がけて一生懸命やれば、きっと優勝という結果になる」と気持ちを込めていえば、選手たちの脳のＡ10神経群だけでなく、自己報酬神経群も同期発火させるでしょう。いい方をひと工夫するだけで、考えや気持ちがしっかり伝わり、深いレベルで目標が共有されるのです。

脳力アップのポイント

- 目標を共有すると自己報酬神経群が刺激され、気持ちが通じ合う

「なぜ、それをめざすのか」を共有する

●チームがうまくいかない例

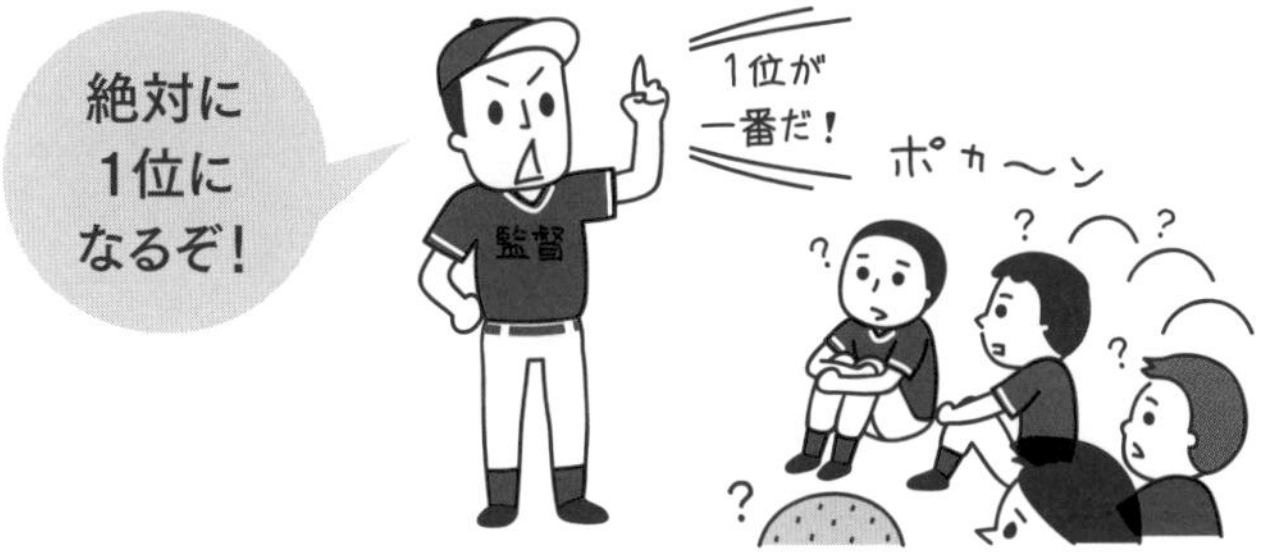
絶対に
1位に
なるぞ!
1位が
一番だ!
監督
ポカ〜ン

●チームがうまくいく例

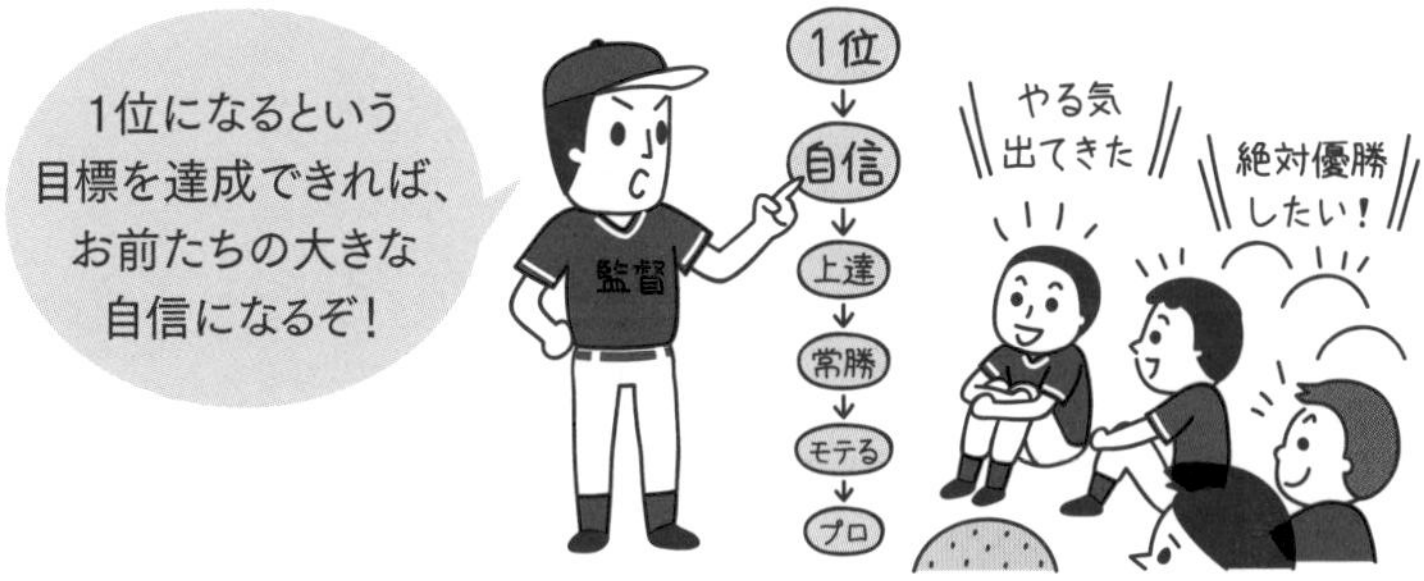
1位になるという
目標を達成できれば、
お前たちの大きな
自信になるぞ!
監督
1位
自信
上達
常勝
モテる
プロ
やる気
出てきた
絶対優勝
したい!

目標と「自分にとってもうれしい」
「達成したい」を一致させれば、
最高のチームワークにつながる!

「自分が望んでいることがかなえば、うれしい」
という方向で目標を共有できれば、勝てたも同然です。

ほめるだけで相手の脳は活性化し、やる気も出る

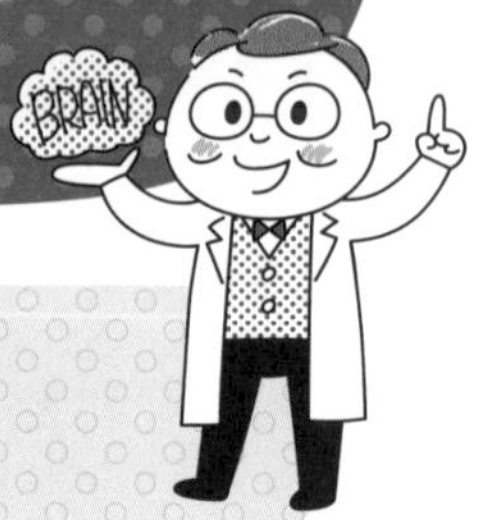

ほめ上手な人はたいてい人気者です。なぜかって？　それは常に周囲に関心をもち、いい点を見つけようと努力しているからです。

ほめることをめったにしない指導者と比べ、ほめるのが上手な指導者のもとでは、人がよく育ちます。ほめ言葉には自己報酬神経群を活性化させ、「がんばろう」と思わせる効果があるからです。

脳における「自己保存」のクセが強い人は、相手を認められず、素直に人をほめなかったりしますが、まずは相手をちゃんと認めるということが大切です。

私はどんな相手に対しても、意識的にどんどんほめるようにしています。

人をほめることとは、相手を喜ばすだけではなく、コミュニケーションをスムーズにし、ほめる人の思考力も高めます。

ほめるときは、ほめ言葉をただ相手に投げるのではなく、ほめるポイントを押さえるようにしましょう。まず「すごいね」「素晴らしいね」と素直に認めることです。心からそう思っていないところでほめ言葉を伝えても、感情がともなわないので、相手のＡ10神経群は同期発火しにくくなります。相手の顔を見て、気持ちを込めて伝えることが重要です。

そして何でもほめればいいというわけではなく、**相手のことをしっかり観察したうえで、ほめるべき部分を具体的に伝える**ことも必要です。そうすれば的を射たほめ方になり、相手に一層強く伝わります。集団の和を重んじる日本人はあまりしないことですが、**人前でほめるのもおすすめ**です。大勢の前では、ほめ言葉が脳に強く響き、本人の自己評価が非常に高まるので、とても効果的なのです。

脳力アップのポイント

- ほめるときは、相手をしっかり観察し、具体的にほめる

ほめるときはポイントを押さえる

●ほめるときの失敗例

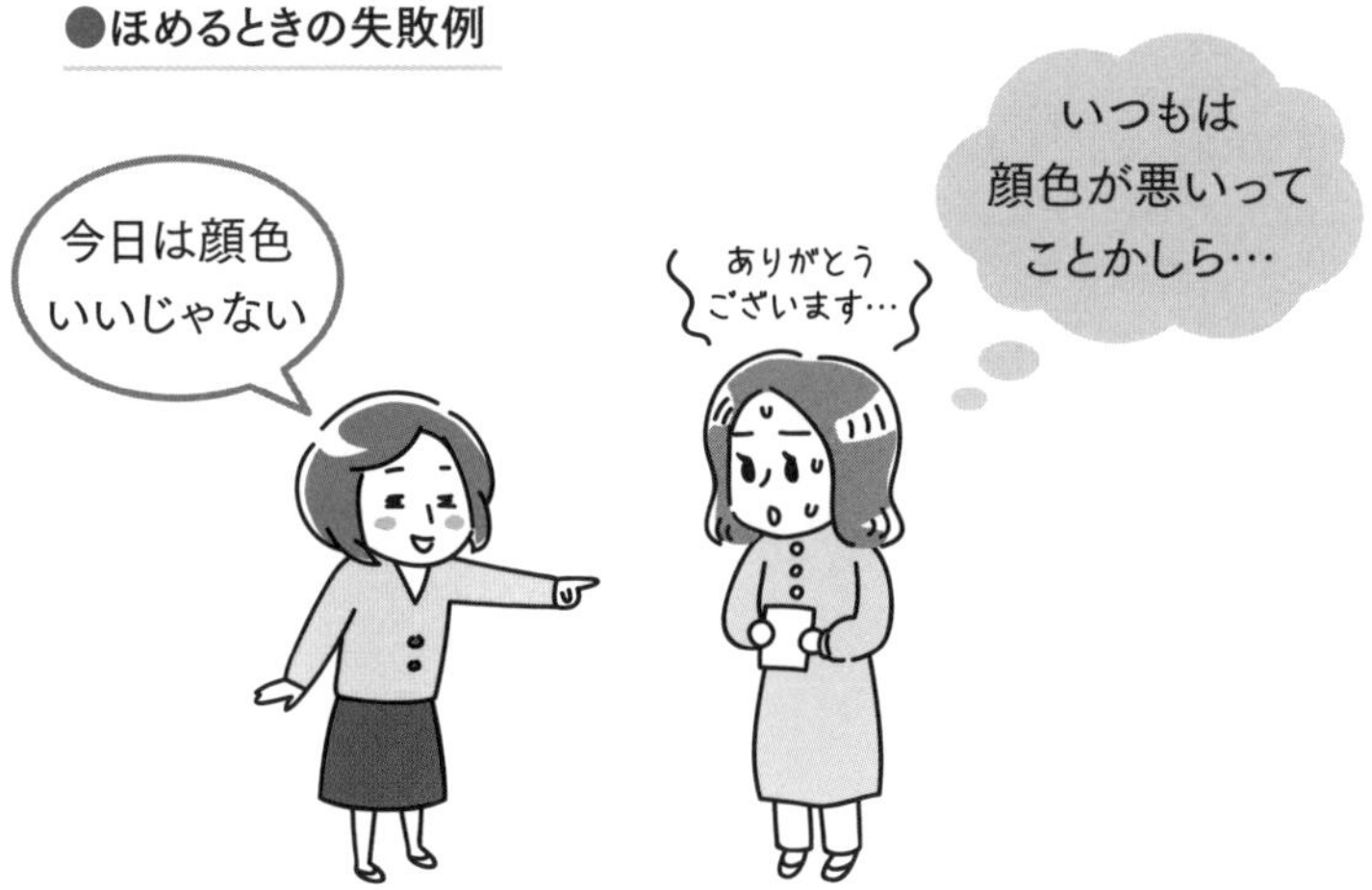
今日は顔色
いいじゃない
ありがとう
ございます…
いつもは
顔色が悪いって
ことかしら…

●ほめるときの成功例

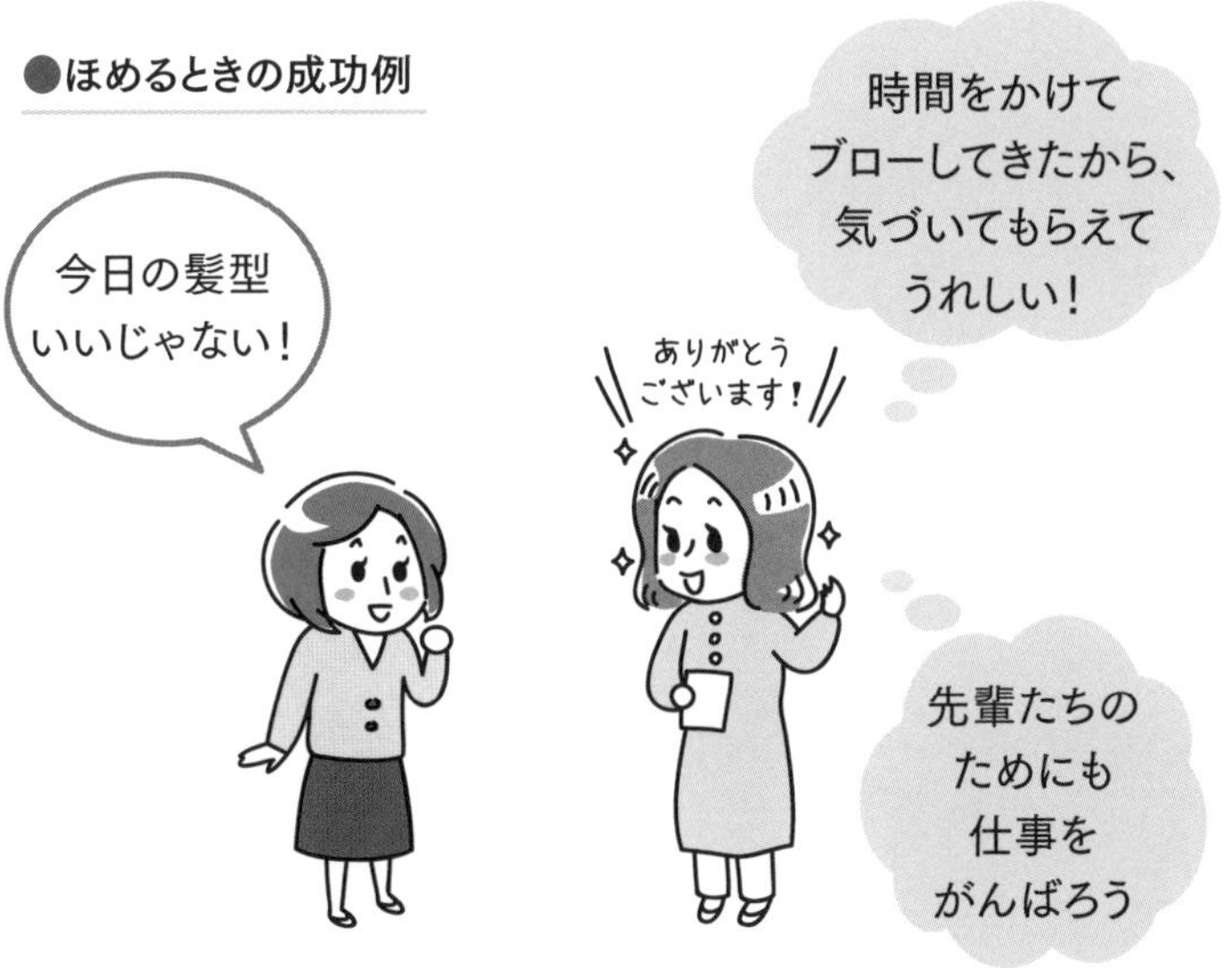
今日の髪型
いいじゃない！
ありがとう
ございます！
時間をかけて
ブローしてきたから、
気づいてもらえて
うれしい！
先輩たちの
ためにも
仕事を
がんばろう

的を射ないほめ言葉は、逆効果！

「自分を捨てられない」リーダーがいる組織は弱くなる

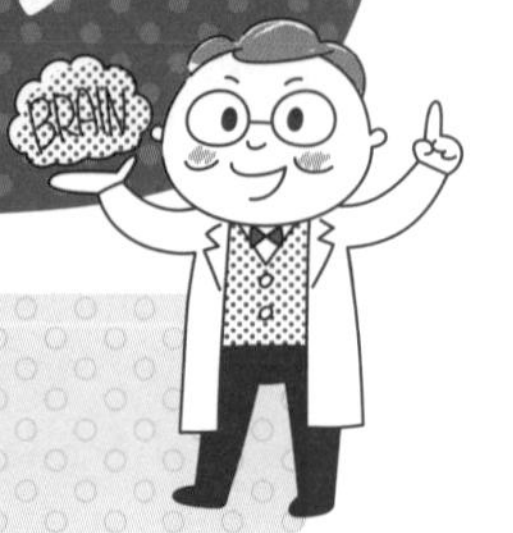

**年を重ねると、否が応でも
リーダーの役割を担わなくてはならなくなります。
そのときに覚えておいてほしい3つの条件を説明します。**

組織や集団を真に向上させるリーダーの条件とは何でしょうか。大きく３つのことがいえると思います。

１つめは、組織を活性化するためのコミュニケーションがとれること。みなで協力し合ってやる気を出すには、Ａ10神経群を同期発火させ、気持ちや考えを共有していく必要があります。部下の発言に対して、リーダーはこの同期発火の法則を使って、「同意を示す」「相手と同じ言葉を使う」「部下への信頼を示し、いい意見は取り入れる」という姿勢を示すことが大切です。

２つめは、「自己保存」の本能を制御できることです。人の上に立つと、ともすると自分は部下よりもえらく優秀な人間だと思いがちです。そうなると自分を守ろうとする「自己保存」の本能が強く発揮され、自分が上だと示すために部下の意見を素直に聞くことができなくなります。ですから、**優れたリーダーは、ときに自分の弱点をもさらけだし、「自分を捨てる」ことができなくてはいけません**。

リーダーは自分の行動が「自分のため」ではなく、「部下のため」「組織やチームのため」になっているかを常に自らに問いかける習慣をもつべきなのです。

３つめは、「統一・一貫性」のクセをはずす力です。リーダーには、組織やチームを向上・進化させる務めがあります。**現状維持だけでは、今はよくても、やがて環境などの変化についていけなくなります**。組織がよい方向に変化していくには、「統一・一貫性」の本能に支えられた常識や固定観念にとらわれていてはダメなのです。「統一・一貫性」のクセをはずし、常識にとらわれない思考や発想が、リーダーには強く求められるのです。

優れたリーダーは自分の弱点をさらけだせる

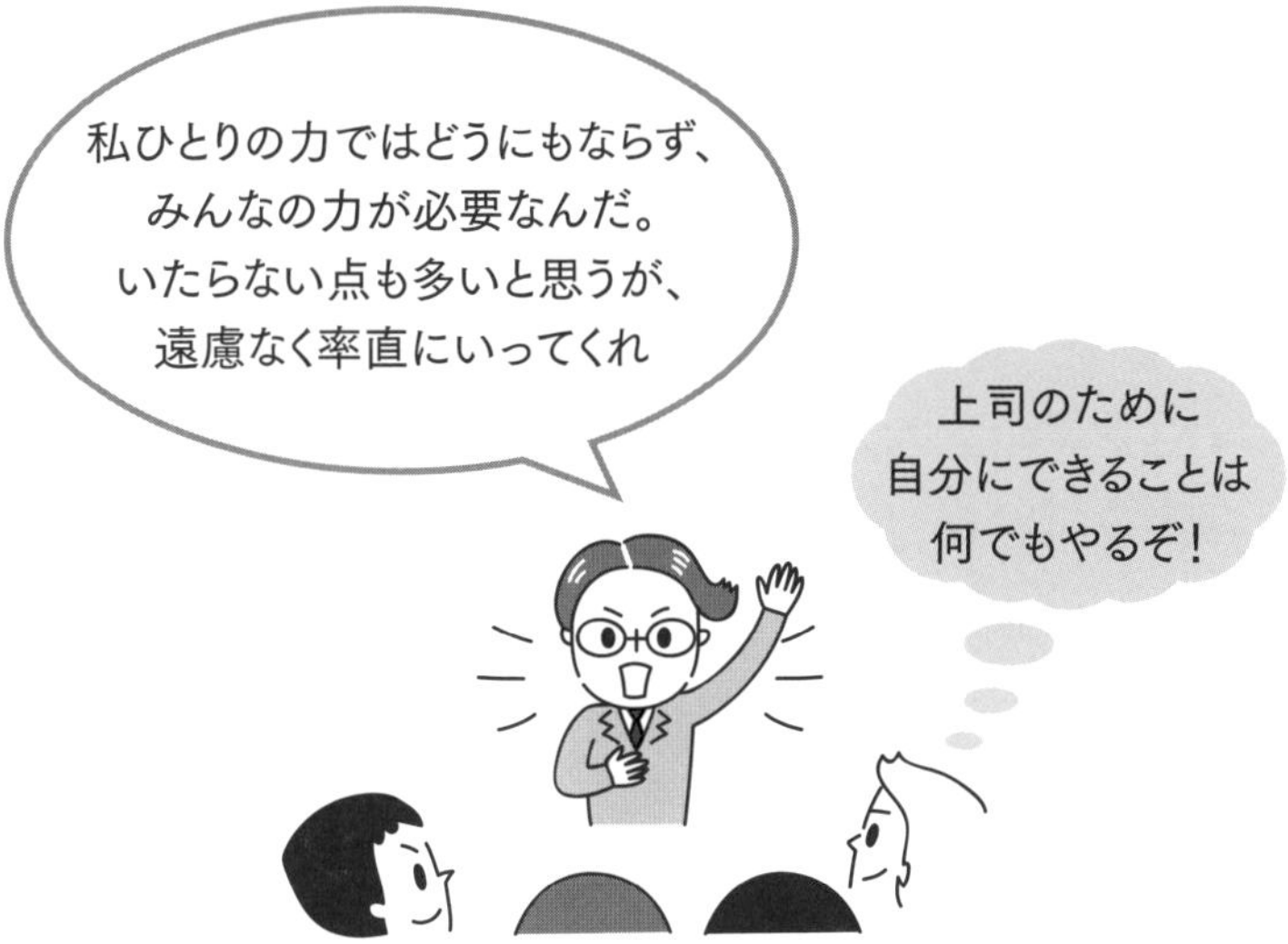
私ひとりの力ではどうにもならず、
みんなの力が必要なんだ。
いたらない点も多いと思うが、
遠慮なく率直にいってくれ
上司のために
自分にできることは
何でもやるぞ！

部下との信頼関係を築く

↓

「自分のため」ではなく「部下のため」に動く

↓

環境の変化に取り残されないよう、
「常識にとらわれていないか」を絶えず意識する！

優れたリーダーは「自分を捨てる」ことができます。
要は、自分よりも部下のことを優先して考える。
これができたら、百点満点のリーダーでしょう。

利他の精神をもって行動すると、脳は幸せを感じる

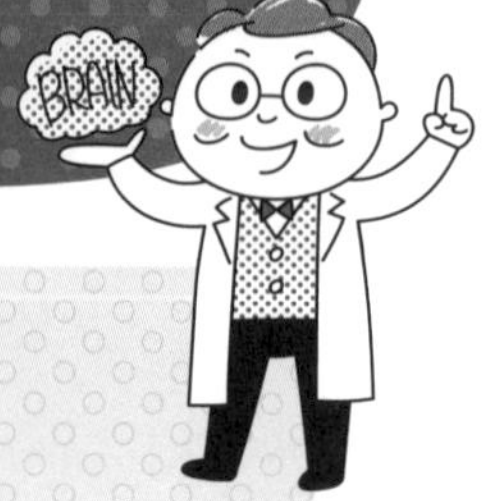

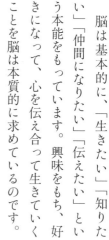

相手のすべてを理解することが「多様性」の尊重ではありません。もっと自然な形で認め合うことが大切だといえるでしょう。

脳は基本的に、「生きたい」「知りたい」「仲間になりたい」「伝えたい」という本能をもっています。興味をもち、好きになって、心を伝え合って生きていくことを脳は本質的に求めているのです。

要は「違いを認めてともに生きる」ことを、脳は本能的に望んでいるということです。

昨今、多様性を大事にしようということが盛んにいわれていますが、脳はそもそも多様性を好むものです。**多様なものに触れることで、脳は心や感情を豊かにし、思考力を高めるのです。**

多様な人とともに生きるために、考えや意見をすべて一致させる必要はありません。「ゼロか１００」ではなく、「70点」の関係をめざせば、それで十分です。相手が自分の感じ方、考え方とは違っても、それは正しくないというわけではなく、あくまでその人の感性であり、思考なんだと認めることです。

１つでも、２つでも認め合う部分があれば、それでよしとすることが共生のコツです。

勝ち負けにこだわる成果主義的な考え方は、ともすれば相手を認めず、自分だけよければいいという発想を生みがちです。そうならないためにも、人や社会のために考え、行動するという発想はとても重要です。

多様性を尊重して利他の精神を強くもつことは幸せの感情を生み出し、脳を若々しく保つことになるのです。

脳力アップのポイント

- **人のために考え、行動することで脳は若々しく保たれる**

多様性を尊重すると、思考力が高まる

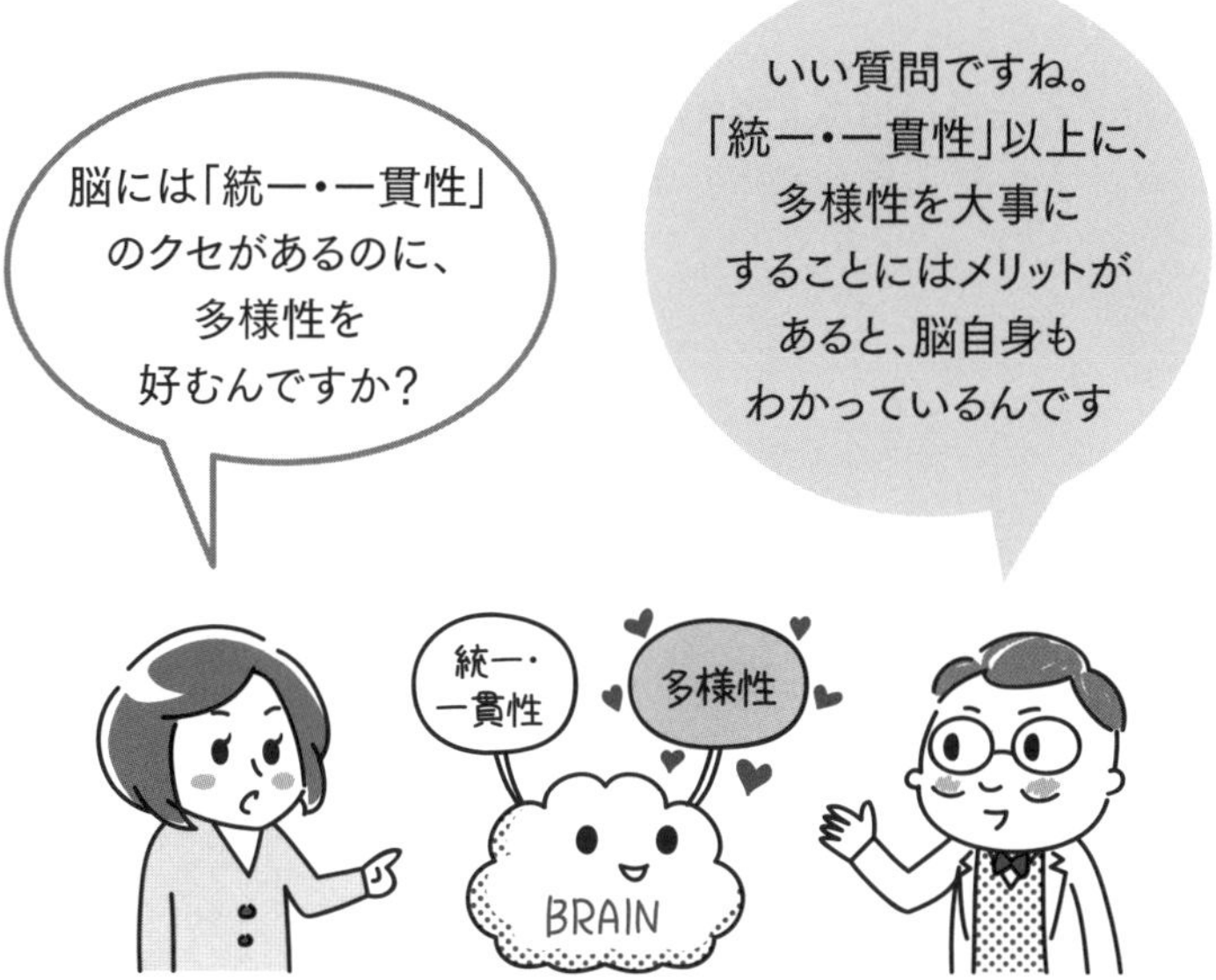
脳には「統一・一貫性」のクセがあるのに、多様性を好むんですか？
いい質問ですね。「統一・一貫性」以上に、多様性を大事にすることにはメリットがあると、脳自身もわかっているんです
統一・一貫性
多様性
BRAIN

脳は「違いを認めてともに生きる」ことを本能的に望んでいる！

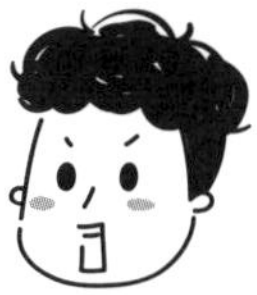

脳の本能にしたがえば、みなと仲よくしたいと思っているはずなのに、なぜ戦争がなくならないんですか？

戦争によって領土や資源を横取りしようとする人は、「仲間になりたい」本能に、「自己保存」が勝っているわけです。私もとても歯がゆい思いをしています。

「貢献」という使命感をもつと、本能が磨かれる

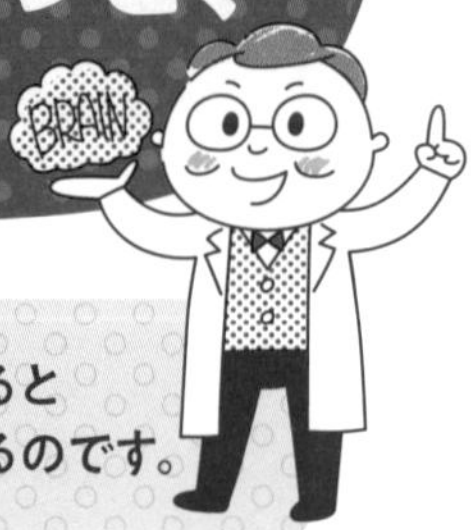

人に貢献する手段は無限にあります。「誰かが喜んでくれるとうれしい」……。その思いだけで十分、人のためになっているのです。

「生きることには、どんな意味があるのだろう？」といった問いや、「自分を認めてほしい」といった気持ちは、脳に自我の本能があるからこそ、生まれてくるものです。こうした思いや考えに根本からこたえてくれるものが、「使命感」です。人は何らかの使命感をもっているものですが、なかなか気づかないこともあります。ですから、それを見つけ出して自覚することが、とても大切なのです。「仕事を通してたくさんの人に喜んでもらいたい」。こうした思いを強くもっている人は、これこそが自分の使命だとはっきり感じることができるでしょう。

　では仕事に生きがいを感じておらず、社会貢献活動もしていないという人は、どうなのでしょうか。

　実際のところ家族を幸せにするために努力をしたり、周りの人にいつも笑顔で接しようと心がけたりすることも、立派な使命といえます。

　仕事がおもしろくないと感じていても、仕事である限り、必ず誰かの役に立っているはずです。そこに気づけば、考え方も変わり、使命感を少しずつもてるようになるかもしれません。

損得で行動するのではなく、「人の役に立つ」「社会に貢献する」ということを意識して行動すれば、視野は広がり、思考は深まり、観察力や判断力も磨かれます。

　貢献するという使命感をもつことは、脳のレベルアップにつながるのです。

脳力アップのポイント

- 「社会貢献」の意識をもって行動すると、脳力がレベルアップする

「情けは人のためならず」

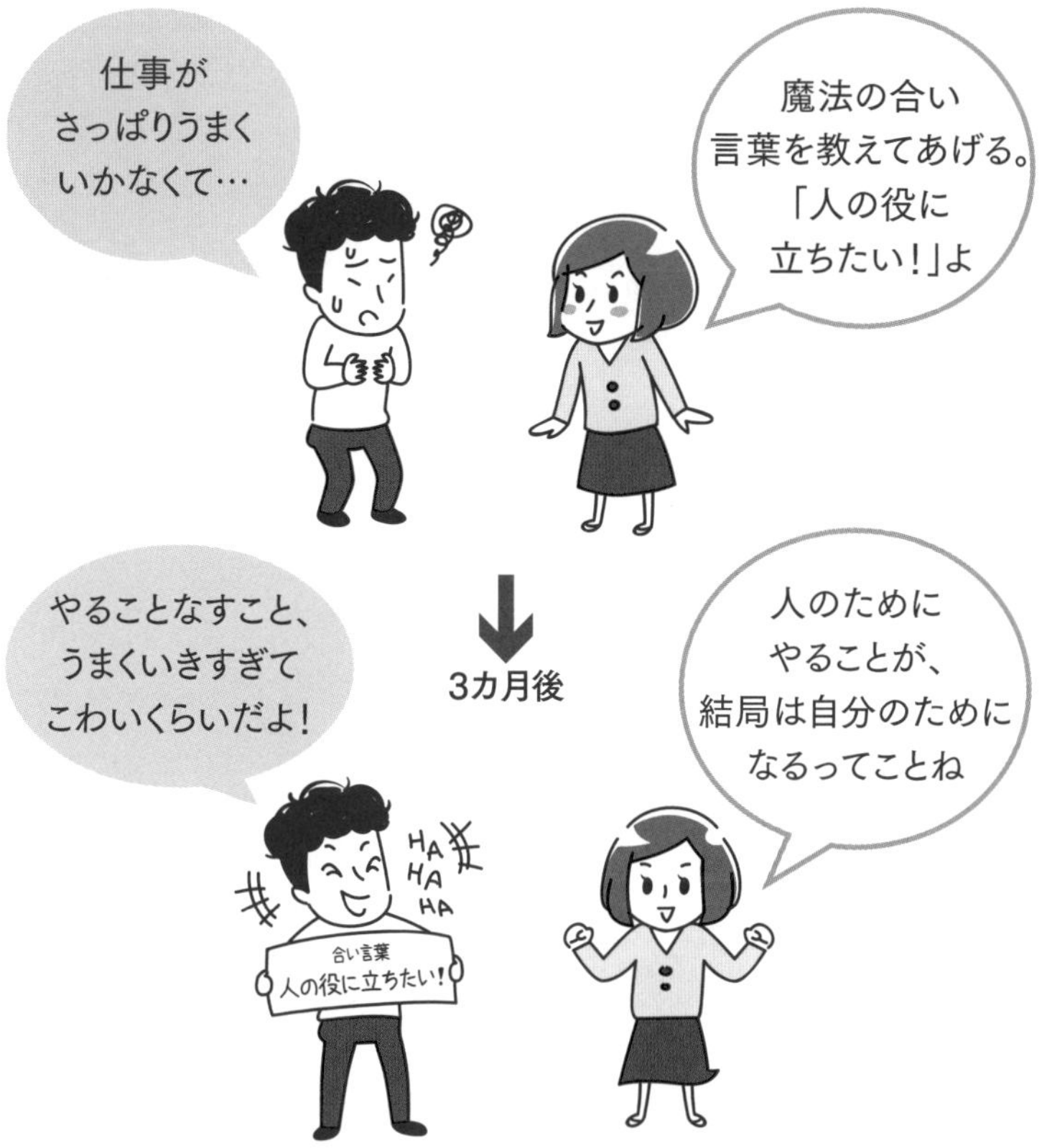
仕事が
さっぱりうまく
いかなくて…
魔法の合い
言葉を教えてあげる。
「人の役に
立ちたい！」よ
3カ月後
やることなすこと、
うまくいきすぎて
こわいくらいだよ！
人のために
やることが、
結局は自分のために
なるってことね
HA
HA
HA
合い言葉
人の役に立ちたい！

「人の役に立つ」ことを意識して行動することで、使命感が生まれ、人間力も上がる！

若い頃は自分のことだけでいっぱいいっぱいですから、「人の役に立つ」ことまで頭が回らないかもしれません。でも40代以降は使命感を意識すると、より充実しますよ。

CHAPTER

9

脳に悪い習慣 9

身体をあまり動かさない生活をしている

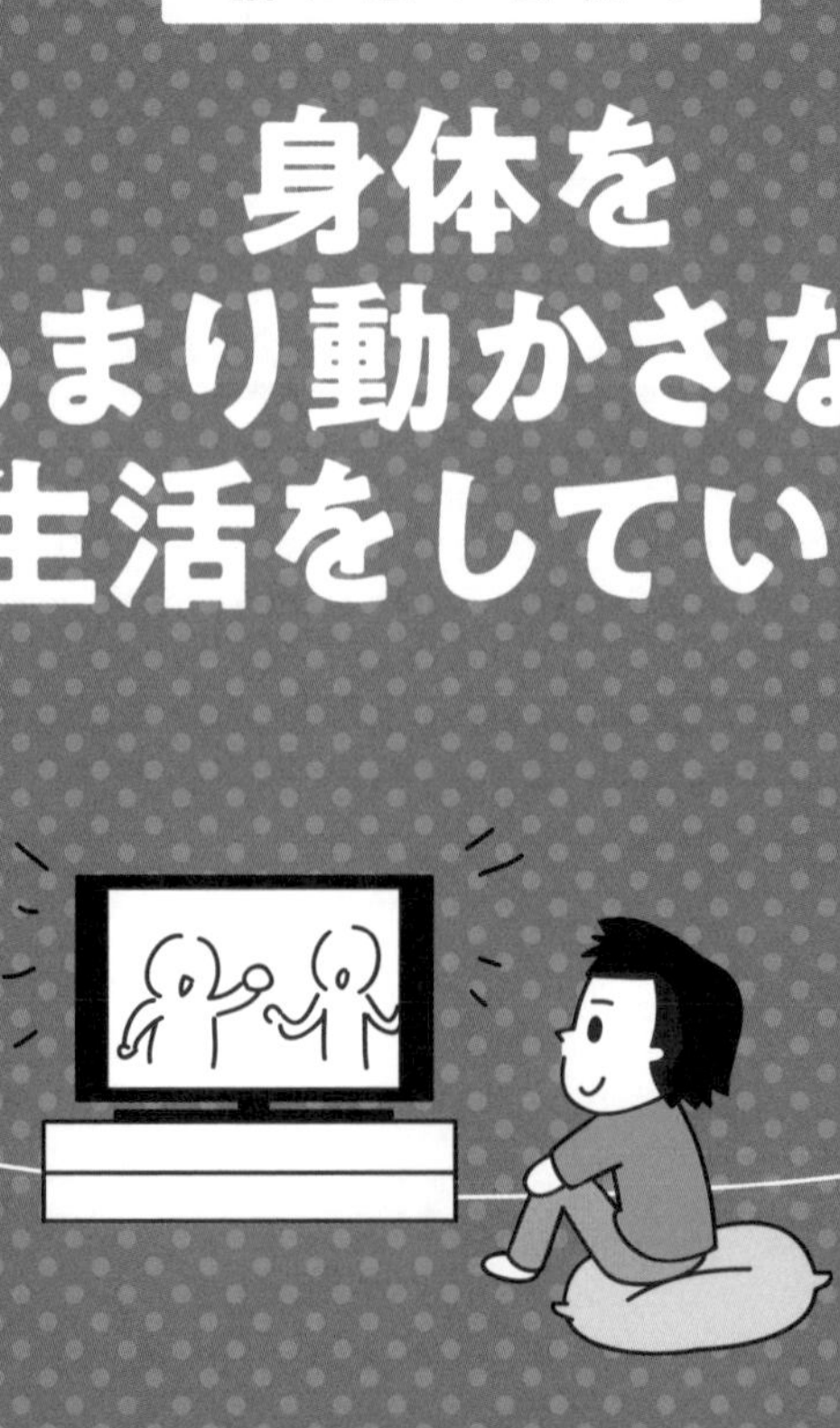

CONTENTS

このような傾向がある人は、必読！

□絵を描くのが苦手である
□身体を使う趣味がない
□インドア派である
□左脳や右脳について考えたことがない
□思考を図や絵にすることは皆無
□作業中にリズムを意識することがない

CHAPTER9-1

イメージする力が 脳力アップの鍵を握る

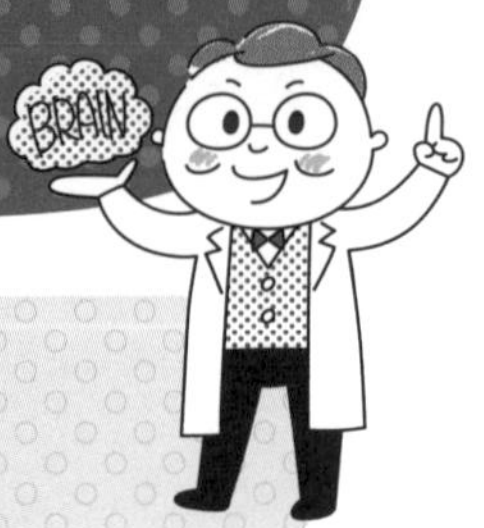

人は日常生活において頻繁に「空間認知能」を使っています。これを理解すると、できることが増えますから、ぜひマスターしてください。

本を読んでイメージを膨らませる。物を見て、それを絵に描く。相手が受け取れるようにボールを投げる。このように空間のなかで形や位置を認識する知能を「空間認知能」といいます。

空間認知能は、思考するときや身体を動かすときに重要な役割を担います。空間認知能は空間認知中枢によって働きますが、言語中枢も深くかかわっています。

物事の認識、判断、思考、記憶といった脳の機能には、空間認知能の働きが必要なため、空間認知能が低いと認識が十分にできず、思考が深まりません。

ですから空間認知能が低いと仕事が遅く、高ければ仕事も速くなります。

運動の得手、不得手を大きく左右するのも、空間認知能です。スポーツにおいては、物や自分の位置関係をきちんと把握し、それにしたがって身体をコントロールする必要があります。身体の動きがいい人は空間認知能が高く、変化していく位置関係を巧みにとらえています。

また、**空間認知能は数字に対するセンスとも関係があって、空間認知能が低いと数字に弱い**傾向があります。

それは、数字を処理する中枢が空間認知中枢に接しているためです。

仮に「自分は空間認知能が高くなさそう」と思っても、心配はいりません。

空間認知能は、**イメージ通りに身体を動かしたり、運動したりすることで鍛えられます**。そうした工夫を、日常生活にぜひ取り入れてみてください。

脳力アップのポイント

- スポーツによって、「空間認知能」は鍛えられる

「空間認知能」はたくさんの機能に影響を与えている

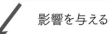

空間認知能

↙ 影響を与える ↘

物事の認識、 判断、思考、記憶	スポーツ

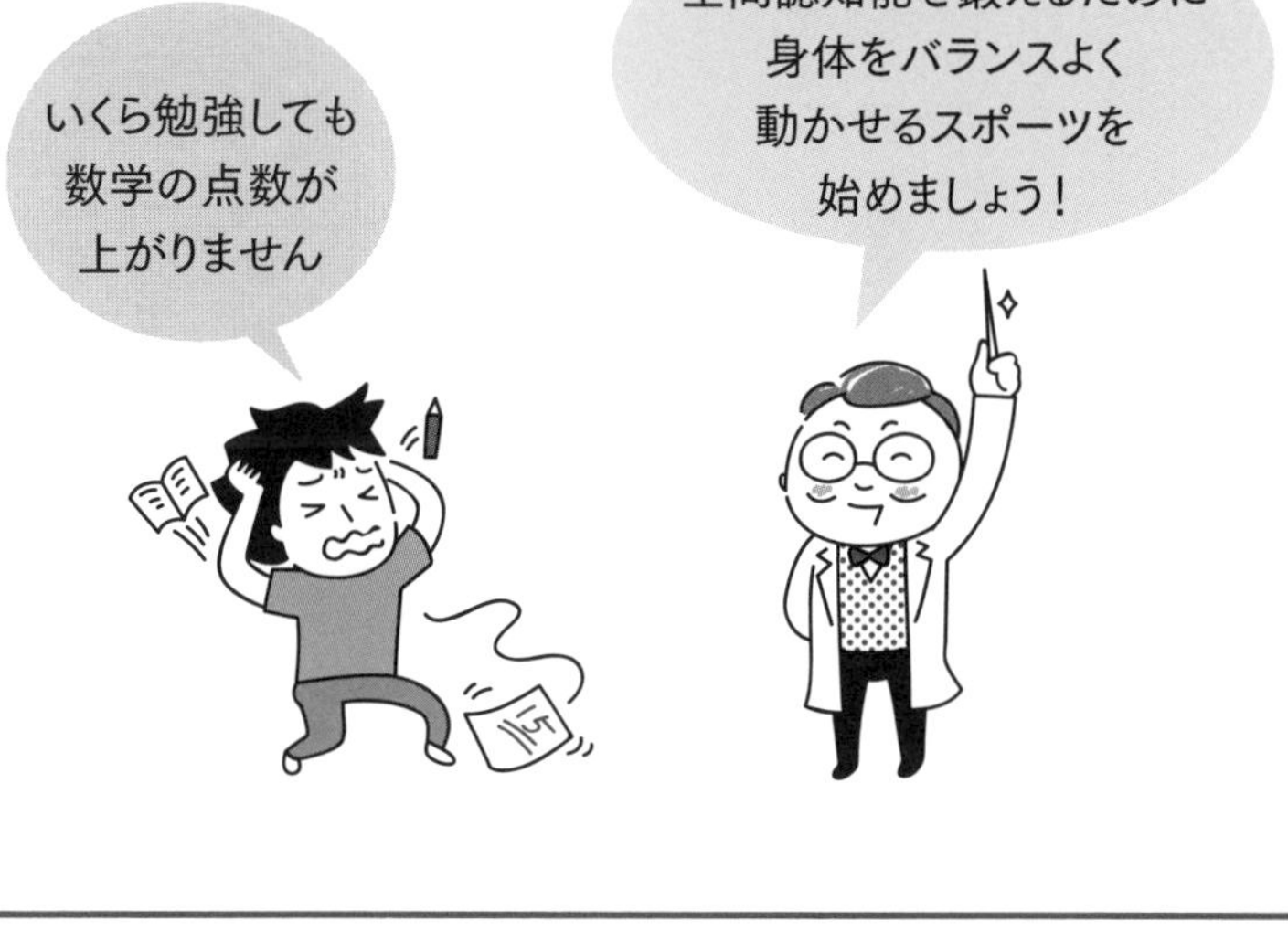
いくら勉強しても数学の点数が上がりません
空間認知能を鍛えるために身体をバランスよく動かせるスポーツを始めましょう!
15

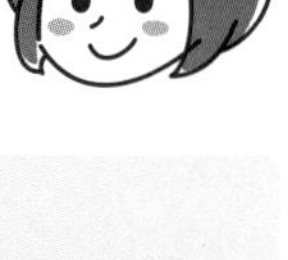

私は数字が苦手だし、方向音痴でもあります。
これって、空間認知能が弱い典型ですよね?

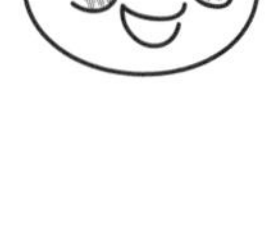

ははは。どうも、そのようですね。
身体をイメージ通りに動かす運動が効果的ですから、ぜひとも試してみてください。

身体を使う趣味がないと、脳のパフォーマンスが落ちる

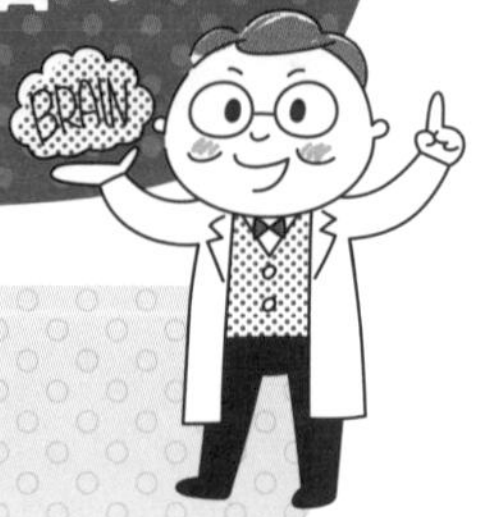

空間認知能はさまざまな場面で鍛えられます。練習をするというよりも、楽しんで鍛えられるので、誰でも続けられるでしょう。

空間認知能を鍛えるには、なるべく身体を使う趣味をもつことです。スポーツをしたり、絵を描いたり、料理をつくったりといった楽しめる趣味をもつと、脳のパフォーマンスは上がります。

スポーツは、キャッチボールやテニス、ゴルフなどボールを使う球技が、とりわけ空間認知能の強化に有効です。

狙った場所をめがけてボールを投げたり打ったりという動作は、間合いを測るトレーニングになるからです。

アウトドアのブームもあって山歩きが流行っていますが、**起伏にとんだ山の道を歩くことも空間認知能を鍛えてくれます**。舗装された街中の平坦な道を歩くのとは違って、山の道は石があったり、樹の根っこが浮き出ていたりと、凹凸だらけです。バランスを取りながら歩いていくには、空間認知能をフルに使うことになります。

絵を描くこともおすすめです。対象物を観察して形や角度を正確に把握したり、色合いをつかんだり、対象との距離を測ったりと、空間認知能が強く求められるからです。

またふだん気をつけていただきたいのが、**字を雑に書かない**ことです。これは空間認知能を低下させる習慣になります。

字の線の長さやアキの幅などを意識して、丁寧に書こうとするだけでも、空間認知能を鍛えられますし、さらに字がきれいになるというおまけがつけば、お得な気分にもなるでしょう。

脳力アップのポイント

- **文字はしっかり丁寧に書くことを心がける**

手先と脳も密接に関係している

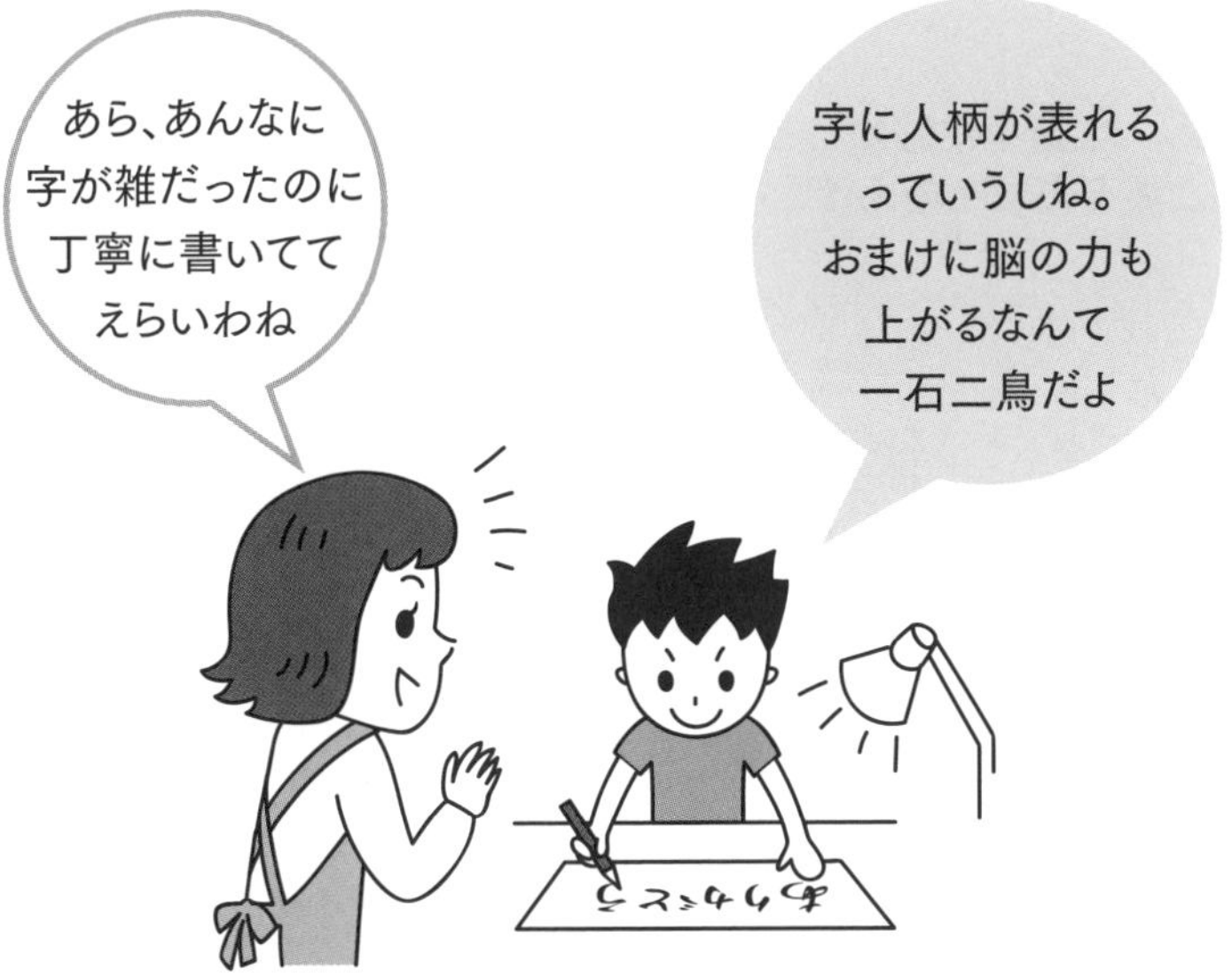
あら、あんなに
字が雑だったのに
丁寧に書いてて
えらいわね
字に人柄が表れる
っていうしね。
おまけに脳の力も
上がるなんて
一石二鳥だよ

字を雑に書くことで稼げる時間は
ほんのわずか。字を丁寧に書くことの
メリットのほうが、はるかに大きい！

今はパソコンで書類をつくることが多いから、めったに
字を書くことがなくなりました。でも、メモ書きで
きれいな字を見ると、いいなあって思いますね。

どんなにパソコンが普及しても、文字を書く機会は
必ずあるはずです。また、字がきれいだと
印象もいいですから、なるべく丁寧に書きましょう。

左脳だけを使うのはやめる

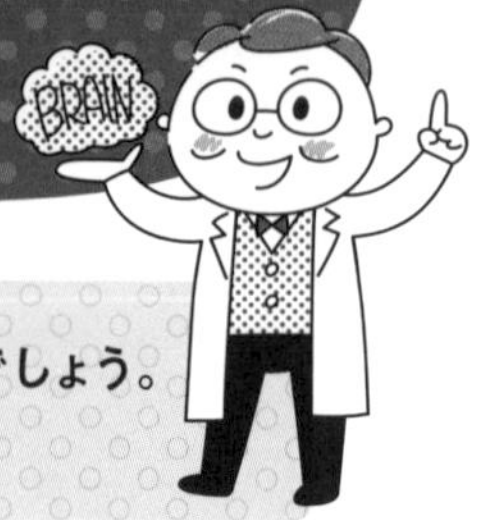

ふだん、右脳や左脳などと意識して頭を使う人は少ないでしょう。でも、ある方法を使えば、それが可能になるのです。

人がものを考えるときは論理的思考をつかさどる左脳を使っています。しかし、この状態では、感性やひらめきをつかさどる右脳はあまり動いていません。

脳全体で見れば、左側の半分しか使わず、右側の半分が活かされていないのは、とてももったいないことです。

左脳も右脳もバランスよく動かして脳全体を使うには、**左脳で考えたことを、画像や映像として表現し、認識する**ことです。そうすると、左脳で考えたことが右脳に伝わり、パターン認識されます。パターン認識とは、画像や音声など膨大なデータから一定の特徴や規則性のパターンを識別し、処理することです。

天才棋士として注目されている藤井聡太さんは、練習の際、ＡＩを使ってさまざまな棋譜（対局者が行った手を順番に記した記録）をパターン認識するそうですが、そのときは右脳が使われます。左脳で考えるだけでなく、右脳で膨大なパターン認識をするという頭の使い方をしているので、あれほど強いのでしょう。

将棋界では、若手の棋士の実力が年々アップしているといわれていますが、彼らは左脳で認識したことを画像として右脳で処理する作業を、ＡＩを使って行っているからに違いありません。**左脳と同時に右脳を使って頭を活性化させるには、日ごろから考えていることを簡単な絵や図にするといい**と思います。左右の脳を使う習慣を身につければ、脳のパフォーマンスは格段にアップするはずです。

脳力アップのポイント

- **左脳で考えたことを絵や図にすると、脳全体が活性化される**

左右の脳を活性化するには

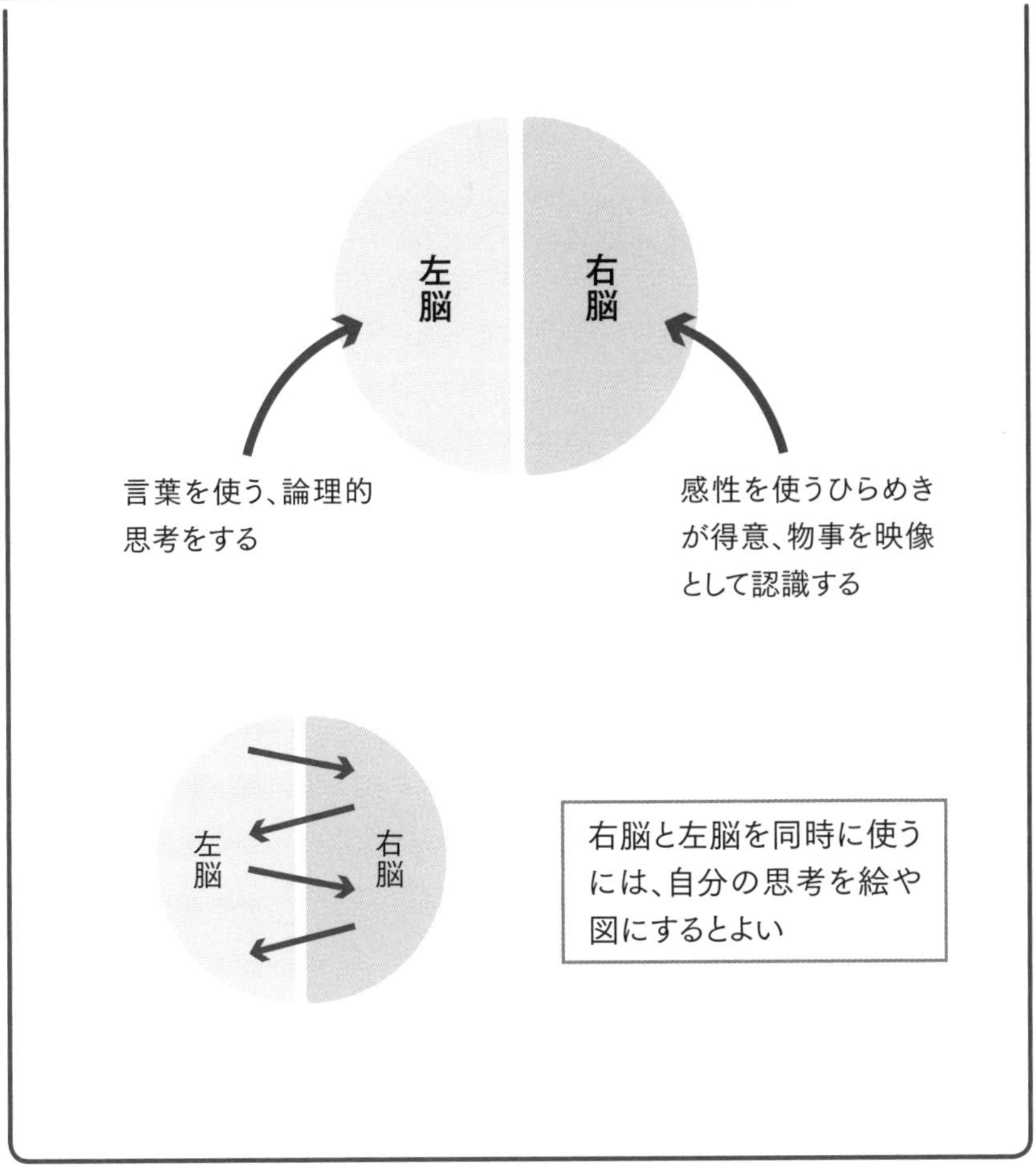
左脳
右脳
言葉を使う、論理的思考をする
感性を使うひらめきが得意、物事を映像として認識する
左脳
右脳
右脳と左脳を同時に使うには、自分の思考を絵や図にするとよい

僕は論理的に考えるよりも、感性とかひらめきのほうが得意だと思うので、右脳をよく使っているのだと思います。

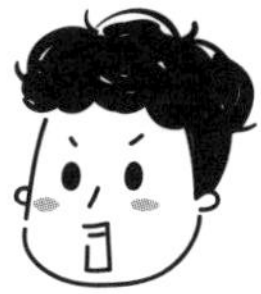

厳密に片方だけを使っているわけではないのですが、感性やひらめきを要する場面では、より右脳が活性化している、という理解になりますね。

脳がのれるリズムを知っておく

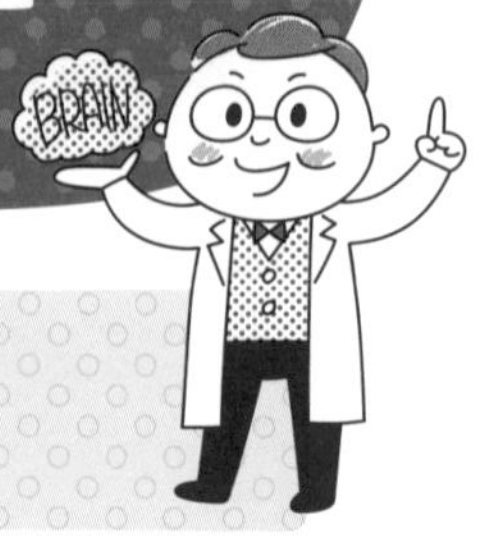

好きな音楽を集中して聴きたいという人も多いでしょうが、作業を効率化するために音楽を流すのもおすすめです。

脳にとって、リズムは重要な意味をもちます。話すときや考えるときに「調子がいい」「のってきた」と感じるのは、脳がリズムにのれているということです。

そのとき重要な役割を担っているのは、脳の海馬回と呼ばれる部分です。海馬回は、複数の情報が同時に入ってきたときや、気持ちが高揚したときなどに興奮状態になるという特徴があります。

興奮が高まると、海馬回のなかでアンモナイトのように渦巻き状に並んだ神経細胞が「興奮、抑制、興奮、抑制」をくり返し、脳が働くリズムが生まれます。**このリズムに心地よくのっている状態になったときに、脳はよく働きます**。

「音楽を聴きながら作業をしていたら、はかどった」「海辺を歩きながら考えたら、ひらめいた」。こうしたことは脳がリズムにうまくのっている状態といえます。

音楽を聴きながら仕事や勉強をするという経験は、みなさんにもあるでしょう。ただ、好きな音楽と作業の効率が上がる音楽は、必ずしも同じではありません。好きな音楽だと、気持ちが音に集中してしまうこともあります。あくまで適度に心地よく聞き流せ、かつ自分がのれるリズムの楽曲がおすすめです。

脳がのれるリズムは人によって違いますから、自分がのれるリズムを見つけることが大事です。脳のパフォーマンスを上げるためには、**何事においても「テンポよくリズミカルに」ということを心がけておく**といいでしょう。

脳力アップのポイント

- **適度に心地よく聞き流せる音楽をかけると、作業効率がよくなる**

脳はリズムであやつれる

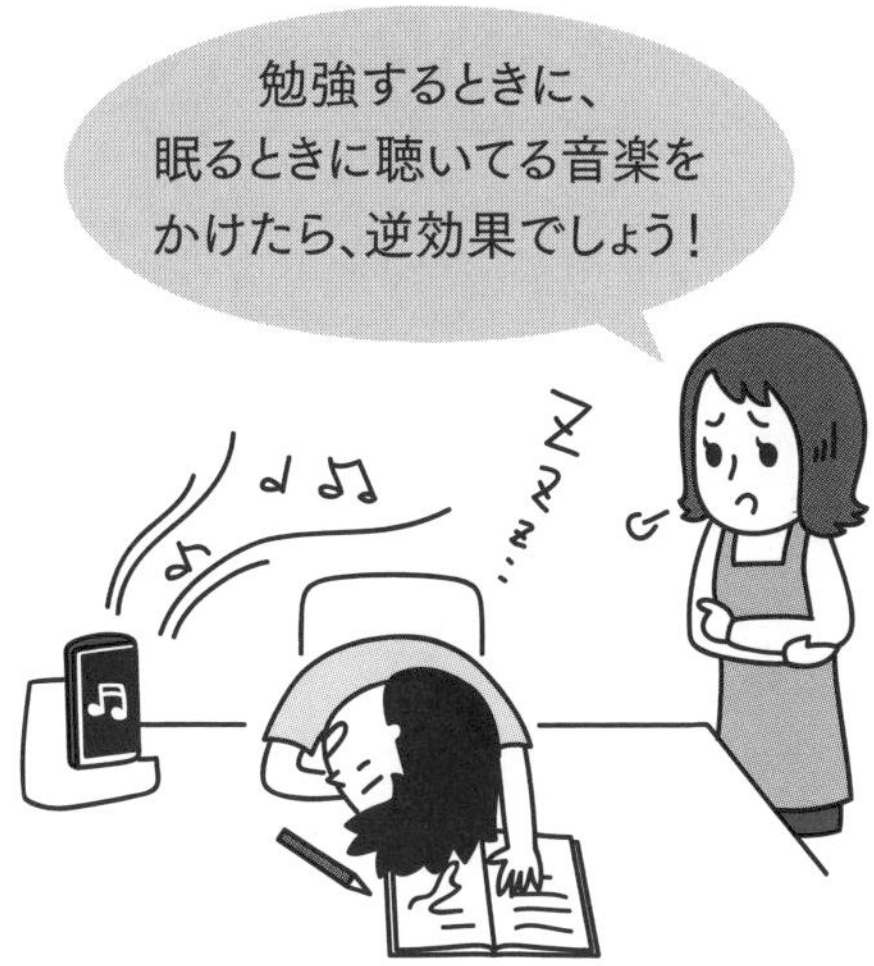
勉強するときに、
眠るときに聴いてる音楽を
かけたら、逆効果でしょう！

●おすすめの音楽とは？

- 試合前は戦闘的な音楽
- 眠るときは波の音など自然のせせらぎ
- 勉強や仕事のときはクラシック音楽
- 落ち込んでいるときはウルフルズの「ガッツだぜ!!」など明るい曲

「脳はリズムにのる」という特徴をうまく使って、自分の気分・気持ちに影響を与えよう！

プロのスポーツ選手は、試合前にアップテンポな曲を聴いて、気持ちを盛り上げることがありますが、気分を上げたいときに音楽はとても有用なのですよ。

CHAPTER

10

脳に悪い習慣10

ラクな姿勢でいることが多い

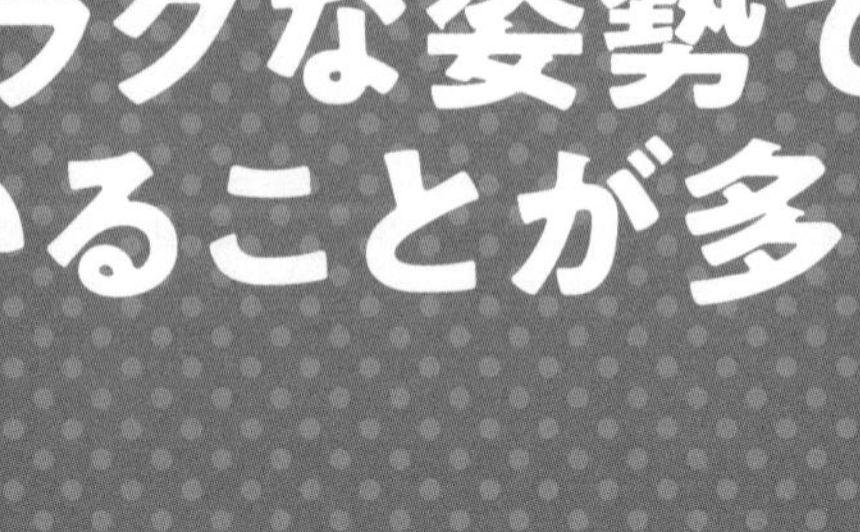

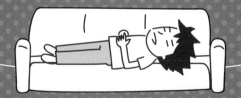

CONTENTS

このような傾向がある人は、必読！

- □姿勢が悪いという自覚がある
- □肩コリや腰痛に悩んでいる
- □身体のバランスが悪い
- □ジャンプしたあとの着地でふらつく
- □ゴルフやテニスが苦手である

CHAPTER10-1

姿勢が悪いと脳力が弱くなる

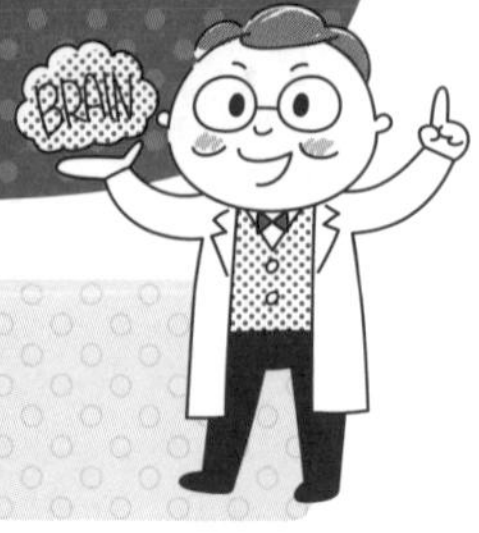

**目線を水平に維持することは
想像以上に、いい影響を身体に与えます。
目線がよくわからない人は、鏡を見てチェックしましょう。**

悪い姿勢はしばしば肩コリや腰痛の原因になりますが、実は頭の働きまで悪くします。このことは、あまり知られていません。

みなさんは子どもの頃から姿勢をよくするようにいわれてきたと思いますが、その正しい理由はあまり説明されなかったのではないでしょうか。単純に、いい姿勢は見栄えがするからと思っている人も少なくないでしょう。

姿勢が悪いと、なぜ脳の働きまで悪くなるのか。それは、**姿勢が正しくないと身体のバランスが崩れてしまい、空間認知能が十分に働かなくなる**からです。

超一流といわれるスポーツ選手を思い浮かべてみてください。どの人もみな姿勢がいいはずです。これは「姿勢がいいから、空間認知能が強く働き、超一流になれた」ともいえるのです。

姿勢を正しく保つときは、同時に目線を水平に維持することも大切です。目線が水平でないと、脳は左右の目で見たものを水平にすり合わせる必要が出てきます。そうすることで空間認知能が働きにくくなってしまうのです。

ですから、**姿勢は日ごろから正しくしておくことが大事**です。そのうえで目線をいつも水平に保つようにしていれば、身体のバランスがよくなり、**空間認知能がアップして、思考力も発揮できます**。

また身体が疲れにくくなるので、集中力を維持しやすいというメリットもあります。

年を取ると、身体を支える足腰が弱くなり、上半身を持ち上げる背筋も衰え、姿勢全体が悪くなっていきますから、なおのこと姿勢を正しくするよう、常に意識してください。

姿勢が悪いと、空間認知能に悪影響を与える

●クセで頭が傾いている人が多い

●左右の目線を水平にする

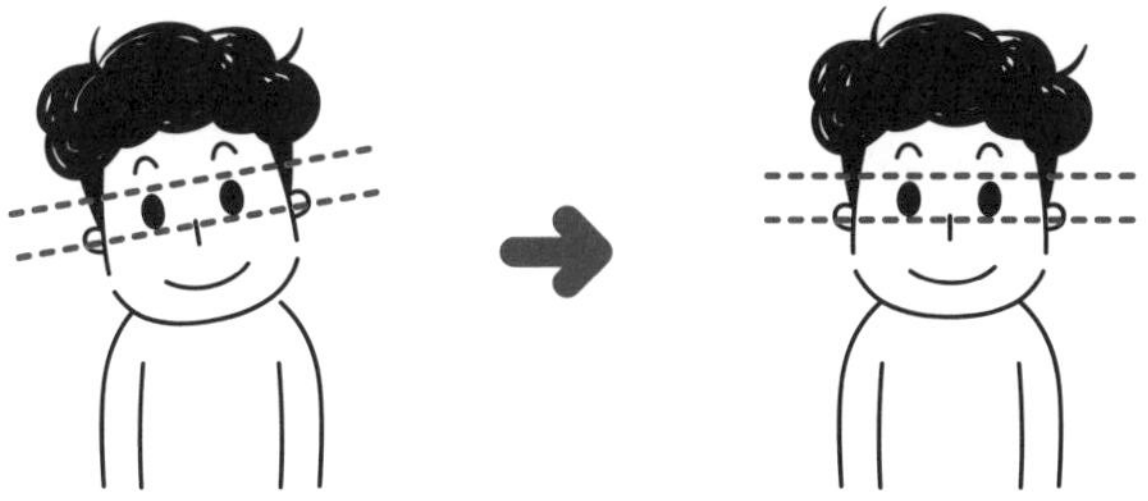

長年のクセで
頭がどちらかに傾き、
目線が水平でない
人が実は多い！

目線を水平にすると
姿勢全体がよくなるため、
身体が疲れにくくなる

空間認知能アップ→思考力が上がる！
身体が疲れにくくなる→集中力が持続する！

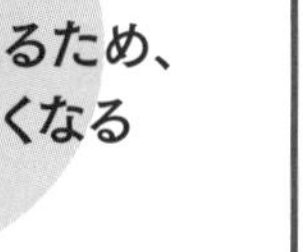

私は整体にいくと、身体の右側が凝っているといわれます。右に重心がかかっているようなので左右のバランスに気をつけているのですが、なかなか治りません。

長年のクセでしょうから、自然に身体のゆがみを直すのはむずかしいでしょう。空間認知能にも影響しますから、まずは自分で目線が水平かを意識しましょう！

身体のバランスを保つ ポイントを意識する

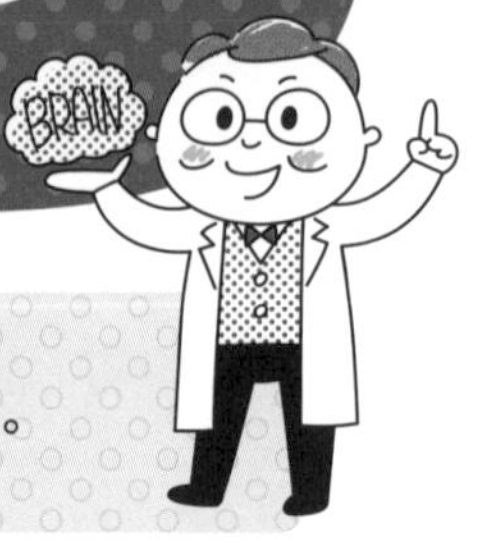

**自分の目線が水平かどうかが
よくわからない人のために、あと2つの方法をお教えします。
姿勢は身体に影響を及ぼすので、早めに正しましょう。**

姿勢を正しくして空間認知能の働きをよくするには、目線を水平に保つことのほかに、あと2つの方法があります。

一つは「いつでも真上に飛び上がれる状態」を意識することです。姿勢のバランスが崩れるのは、身体の軸がズレているからです。

真上に飛び上がる姿勢を意識すると、このズレを修正することができます。このとき目線は水平になっているはずです。

正しい姿勢になっているかをチェックするには、立ったまま目をつぶり、真上に軽く飛び上がってみてください。

着地したときに、足の位置がズレていなければOKです。

姿勢を正しくするもう一つの方法は、**左右の肩甲骨を結んだ線が地面と平行になるように意識すること**です。

同じ姿勢でいるときはいいのですが、歩くときのように身体が前後に動く場合は、左右の肩甲骨の真ん中にある「体軸可動支点」を意識して、腰を地面と平行に移動させるように身体を運びます。

力みがなく、スムーズに自然と身体が前に出ていくはずです。

肩甲骨が傾きがちな人は、姿勢を整えるための体操をしてください（左図参照）。

とくに長時間、集中してデスクワークをしているような人は、バランスの悪い姿勢が習慣になっていたりしますから、この肩甲骨をほぐす運動を仕事の合間や休憩時間に行ってください。

脳力アップのポイント

- 歩くときは、左右の肩甲骨の真ん中の「体軸可動支点」を意識する

姿勢が悪いと、脳の働きも悪化する

肩甲骨の傾きを直し、動きをよくする体操

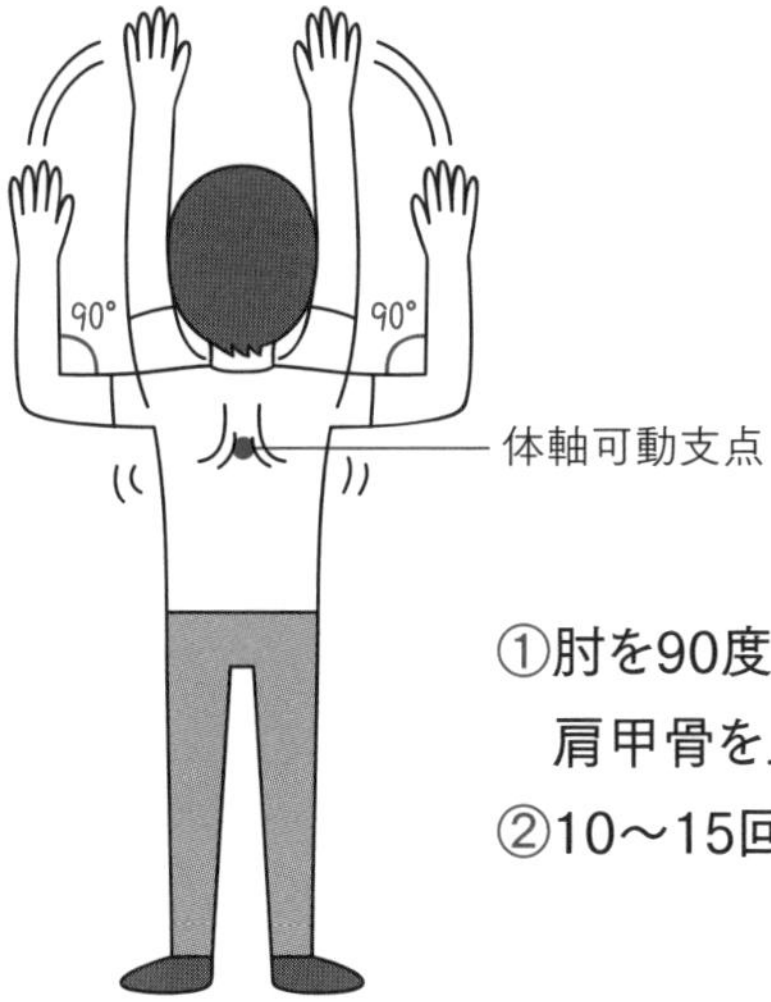

①肘を90度に曲げ、
肩甲骨を上下に動かす
②10〜15回くり返す

肩甲骨がほぐれると、肩もほぐれて身体のコリが改善する。すると同時に脳の血流もよくなり、頭が働くようになる！

先日、整体で「肩コリの原因は、肩じゃなくて肩甲骨だ」っていわれました。

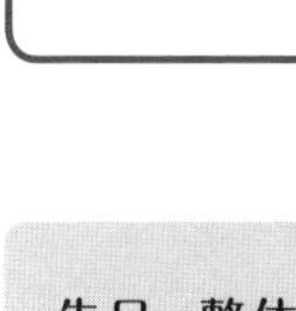

その通り。肩甲骨の動きが悪くなると、身体のあちこちに悪影響を与えますから、パソコン仕事が多い人は、毎日肩甲骨の体操をするといいでしょう。

ふだんの動作で「体軸可動支点」を意識する

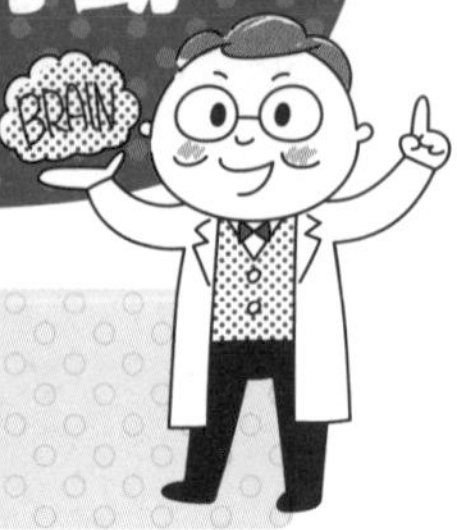

「体軸可動支点」への意識は正しい姿勢を保つためにも重要ですから、ぜひ理解しておきましょう。

バランスよく歩くときの体軸可動支点は、左右の肩甲骨の真ん中にありますが、この体軸可動支点は身体の動きによって変わったりします。体軸可動支点はその都度身体のバランスを取る中心点のようなものだからです。

たとえば、キャッチボールやゴルフなど、手足を左右に動かすときの身体のバランスはどこで取ればいいでしょうか。

一般には、背骨を中心とした軸を意識するといいといわれますが、厳密には人間の身体構造をもう少し考慮する必要があります。

手足を左右に動かすときの体軸可動支点は、歩くときのように前後に身体が動く場合とは位置が明らかに違ってきます。そのポイントは心臓の位置にあります。

キャッチボールをするときは、心臓が身体の軸になるように意識してボールを投げると、コントロールが定まりやすくなり、速くなります。

ゴルフの場合も心臓の位置を意識しながらクラブを振りかぶり、心臓を軸にして振り下ろしながら、ボールをたたくようにします。すると、体重移動と腰の回転が滑らかになり、身体の動きがブレなくなります。ボールをヒットする瞬間のキレが増し、飛距離も伸びます。

日常の動作にも前後、左右さまざまな動きがあります。身体と脳をいつまでも若々しく保つためにも、**ふだんから体軸可動支点を意識した動かし方をする**ようにしてください。

脳力アップのポイント

- **手足を左右に動かすときの「体軸可動支点」は、歩くときとは違う**

スポーツをするときの身体の使い方

ゴルフがうまくなるコツ

心臓を軸にして
クラブを振り下ろし、
ボールをたたく
ようにする

心臓を振り子の
中心のように
考える

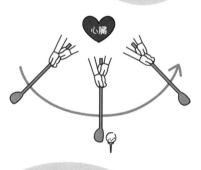

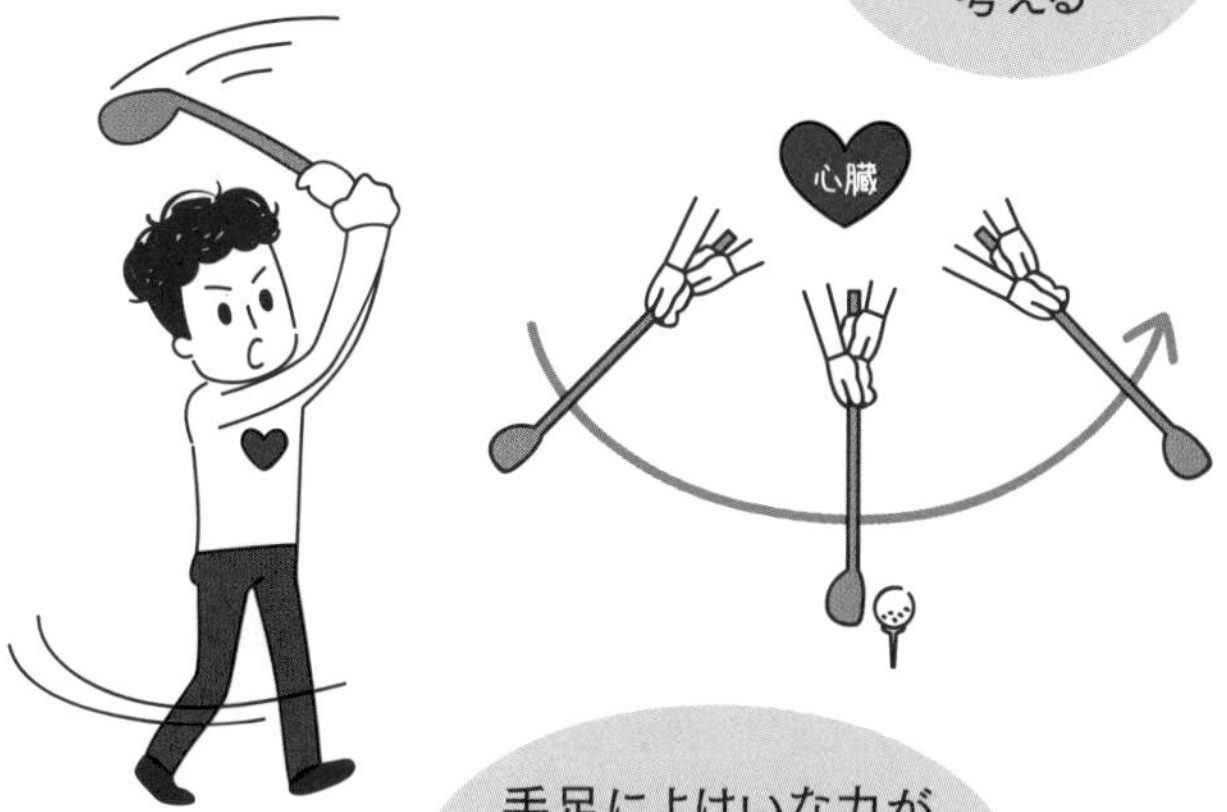

手足によけいな力が
入らないから、
フォームも美しくなる

先生、ゴルフはプロ並みだってウワサを聞きましたが、本当ですか?

あらら、ばれちゃいましたか。体軸可動支点を意識してゴルフをやると、スコアは驚くほど伸びますよ。

CHAPTER

11

脳に悪い習慣11

好きなものばかり食べる

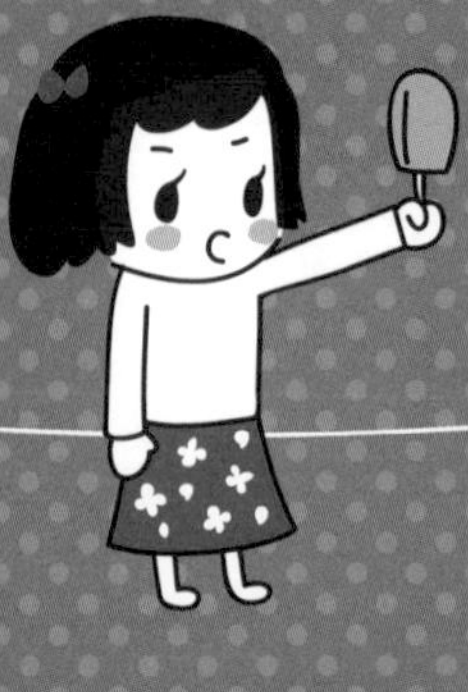

CONTENTS

このような傾向がある人は、必読！

□実年齢よりも老けていると思っている
□フルーツをほとんど食べない
□栄養のバランスをあまり考えない
□常にお腹いっぱい食べている
□発芽野菜や胚芽米を食べていない
□緑茶を飲む習慣がない
□便秘がちである
□食物繊維をあまり摂らない
□腸腰筋を意識したことがない

脳細胞を酸化させない食事を摂る

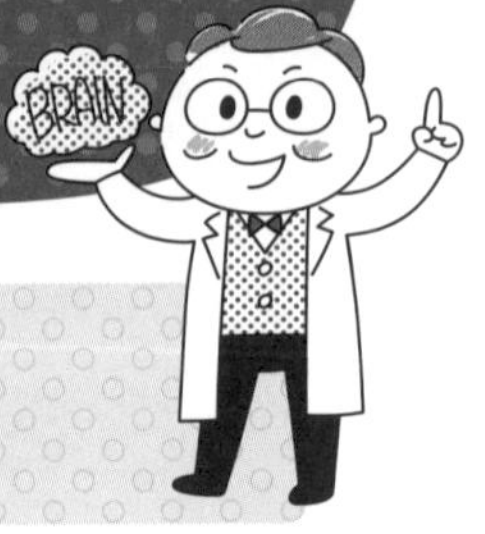

**脳機能をいい状態にしておく
ためには、食事にも気をつける必要があります。
おいしく、かつヘルシーなものを毎日摂りましょう。**

加齢とともに、脳神経細胞も少しずつ老化していきます。しかし、その老化を防ぎ、しかも中高年以降も若い頃と変わらぬ機能を維持することは十分、可能です。それには、脳がもっている力を最大限に発揮するための考え方や行動を常に心がけることと、もう一つは、脳細胞の老化を防ぐ食習慣を身につけることです。

ここでは私も実践している「脳細胞の老化を防ぐための食事法」を紹介します。

まず、ふだんの食事に必ず取り入れたいのが、活性酸素を減らす抗酸化物質を多く含む食品です。活性酸素は、ほかの物質を酸化させる力が強い酸素で、**活性酸素が増えすぎると正常な細胞や遺伝子を攻撃し（酸化させ）ます**。加齢やストレスによっても活性酸素は増え、がん、心筋梗塞、脳梗塞、動脈硬化、アルツハイマー型認知症などの疾患の要因にもなります。

脳の老化を防ぐには、できるだけ活性酸素の発生を減らさなくてはいけません。そのためには、**活性酸素を減らす抗酸化作用をもった食品を摂ることが必要**です。

抗酸化作用をもつ成分は、キウイ・イチゴ・ブロッコリーなどに含まれるビタミンC、ごま・アーモンド・ピーナッツなどに含まれるビタミンE、ブルーベリー・りんご・コーヒーなどに含まれるポリフェノール、緑黄色野菜・パプリカ・トマトなどに含まれるカロテノイドなどがあげられます。こうした食品をふだんから意識して多く摂るようにしましょう。

脳力アップのポイント

- 抗酸化作用のある食品をなるべく多く摂る

活性酸素の発生を減らす

活性酸素が増えすぎると… → 正常な細胞や遺伝子を攻撃
↓
がん、心筋梗塞、脳梗塞、動脈硬化、アルツハイマー型認知症の原因になる!

活性酸素を減らすのに効果的な食べ物とは

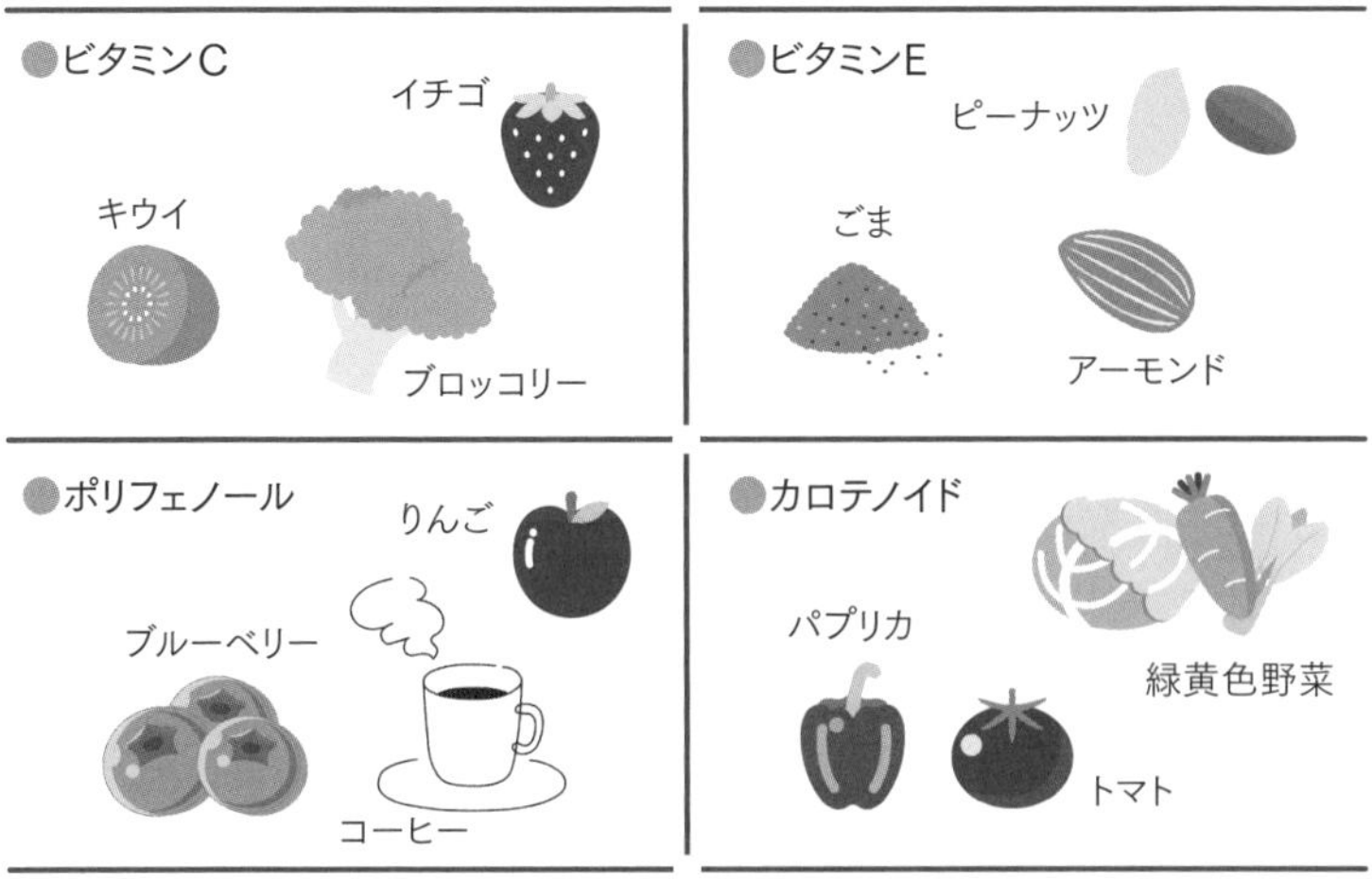
●ビタミンC
イチゴ
キウイ
ブロッコリー
●ビタミンE
ピーナッツ
ごま
アーモンド
●ポリフェノール
りんご
ブルーベリー
コーヒー
●カロテノイド
パプリカ
緑黄色野菜
トマト

以前は小腹がすいたら、スナック菓子を食べていましたが、今はなるべくナッツ系を摂るようにしています。

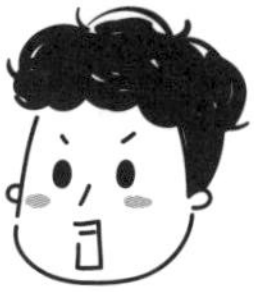

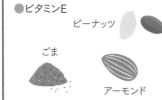

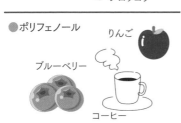

それは、いいことですね。
ナッツはおいしいだけでなく、ビタミンなどの栄養が豊富で腹持ちもいいので、とても優秀な食品です。

バランスのよい食生活を送る

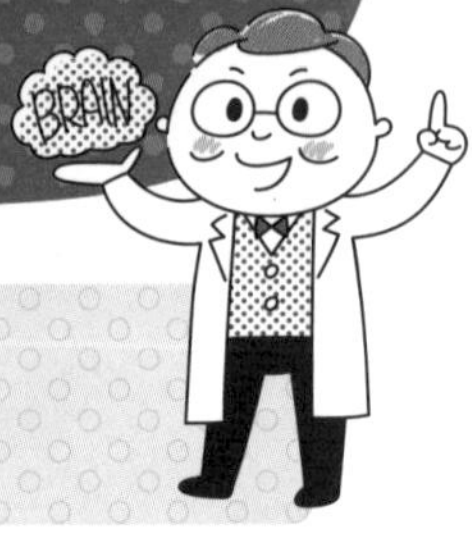

日本人の食事の欧米化が急速に進んでいます。今回は改めて日本の伝統食がいかに脳と身体にとってよいかを、ご説明します。

年を重ねても脳神経細胞を衰えさせないためには、活性酸素の発生を抑える抗酸化物質を多く摂ることに加え、「バランスのよい食事」を心がけることも大事です。

バランスのよい食事を摂るうえで、覚えておいてほしい言葉があります。食品研究家の吉村裕之先生が考案された「まごは（わ）やさしい」です。

身体にいい食品の頭文字を組み合わせたもので、私も毎日、「まごは（わ）やさしい」食事を摂るようにしています。「まごは（わ）やさしい」の「ま」は豆類、「ご」はごま、「わ」はわかめ、「や」は野菜、「さ」は魚、「し」はしいたけ、「い」はいも類の略です。これらはすべて、日本の伝統的な食材です。２０１３年に和食がユネスコ無形文化遺産に登録されたことで、日本の伝統食は世界を代表する健康食であることが広く知られるようになりました。

食の欧米化が進み、食生活も乱れがちという人が今とても増えています。がん、糖尿病、高血圧などの生活習慣病の増加も、こうした食生活が大きな原因になっています。

「まごは（わ）やさしい」を意識した食事をすることで、食生活は自然とバランスの整ったものになります。

さらに、**老化の予防をはじめ、生活習慣病の予防、免疫力の強化、疲労回復といったさまざまな効果も期待できる**ので、なるべく取り入れるようにしましょう。

脳力アップのポイント

- 日本の伝統食は脳の老化を防ぎ、免疫力も強化してくれる優れもの

「まごは（わ）やさしい」を徹底する

ま……	豆類。大豆やあずきなどの豆類は高タンパクで、食物繊維やビタミン類が豊富。豆腐や納豆、味噌汁などを、毎日食べるとよい。
ご……	ごまなどのナッツ類。抗酸化成分のビタミンEが豊富。
は（わ）…	わかめや昆布、海苔などの海藻類。ビタミン、ミネラル、カルシウムが豊富。
や……	野菜類。ほうれんそう・小松菜・ピーマンなどの緑黄色野菜、キャベツ・ニンジン・根菜類といった淡色野菜など、多種類の野菜を食べることで、ビタミンC、食物繊維、カロテンが多く摂れる。
さ……	魚類。良質なタンパク質が摂れる。また、サンマ、イワシ、サバなどの青魚には、脳によい「ＤＨＡ」が豊富に含まれている。
し……	しいたけ、えのき、しめじなどのきのこ類。ビタミン、食物繊維が豊富。
い……	サツマイモ、ジャガイモなどのいも類。食物繊維、ビタミンが豊富。

魚や野菜、ナッツ類は毎日摂りやすいけれど、
気がつくと何日も食べていないのが、わかめや
しいたけです。気をつけなくっちゃ。

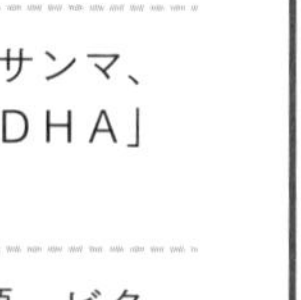

わかめやしいたけで味噌汁をつくると、一緒に発酵食
品も摂れるのでとても便利ですよ。
味噌は何にでも合う万能の調味料ですね。

「腹八分」で脳の血流をよくし、記憶力を上げる

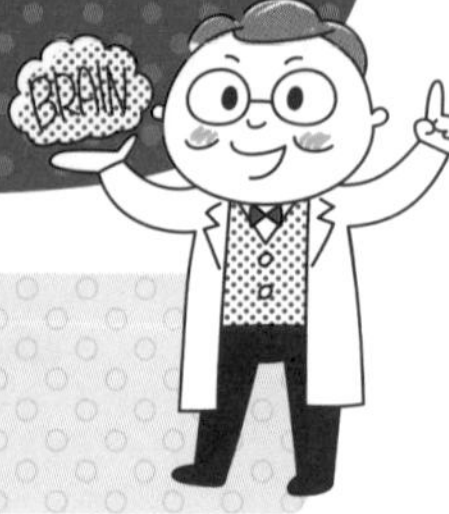

好きなだけご飯を食べたあと、食べすぎで後悔する人は少なくないでしょう。腹八分のメリットを解説しますので、脳に覚えてもらいましょう。

現代人は肥満傾向にあるといわれています。飽食のうえ、便利な生活に慣れて歩くことが少なく、インドア志向で運動しない……そんなことが肥満の理由にあげられますが、肥満は糖尿病、高血圧、心疾患などさまざまな生活習慣病のもとになるので、気をつけるべきです。

年を取ると身体を動かす機会が減るので、カロリー消費量も減ります。

そのため、若い頃と同じように食べていては、太る一方です。「腹八分」を意識して、食べる量を少な目にする習慣を身につけましょう。

「腹八分」は脳機能の健全さを保つうえでも重要です。

食べすぎると、胃腸に血液が集まって脳の血流が落ちるからです。

お腹いっぱい食べたら頭がボーッとして眠くなったという経験はみなあると思いますが、脳をしっかり働かせるには、食べすぎは厳禁なのです。

そしてもう一つ、食事の量を少な目にすることには脳科学上、重要な意味があります。老化を促進する活性酸素の発生を抑え、記憶力を高める作用をもつ長寿遺伝子が、カロリー摂取を制限することで、より活性化するからです。

この**長寿遺伝子を活性化するには、腹八分よりもさらに少ない腹七分が理想とされています**。

もう一品くらいほしいなというところで、お箸をとめるような習慣を身につけることがおすすめです。

脳力アップのポイント

- **脳機能を健やかに保つには腹八分、腹七分を心がける**

「もう一品くらいほしい」で箸をおこう

「腹七分」の2つのメリット

長寿遺伝子が活性化

↓

・老化を促進する
活性酸素の発生を抑制
・記憶力が高まる

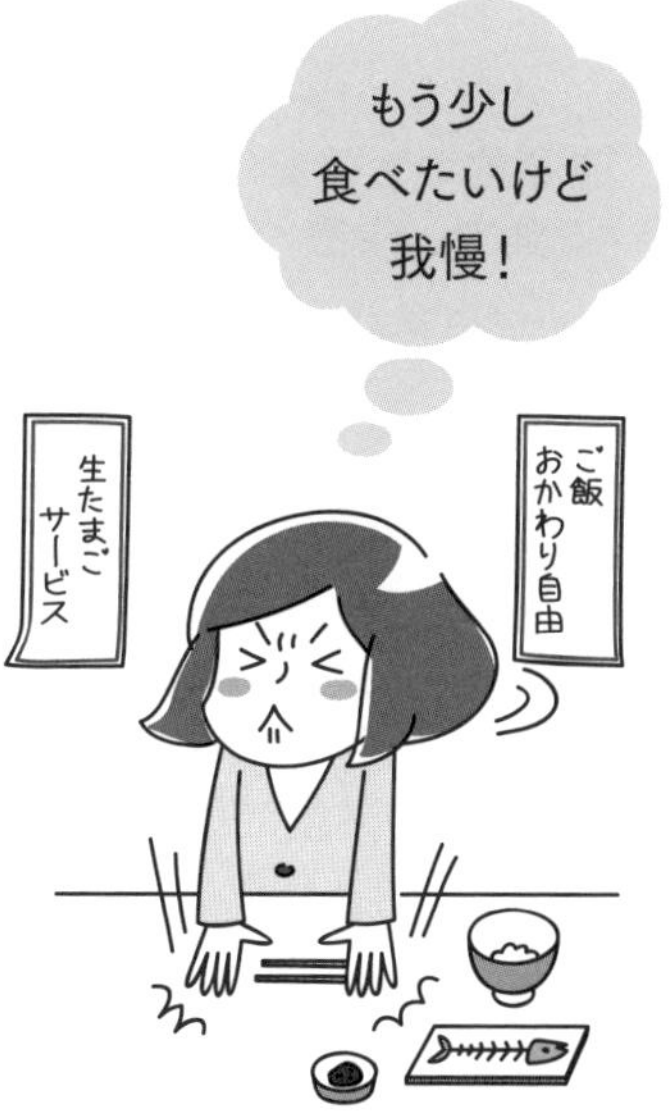
もう少し
食べたいけど
我慢！
生たまご
サービス
ご飯
おかわり自由

「腹七分」にすると、
眠気を抑えるだけでなく、
長寿遺伝子も活性化できる！

食事は僕にとってストレス解消の意味もあるので、
腹七分にするのは、とってもむずかしいです！
先生はいかがでしょうか？

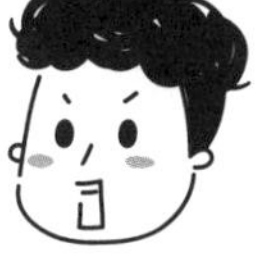

私にとっても、腹七分は難題です（笑）
最初は腹九分から始めて、慣れてきたら
八分、七分と減らしていくといいかもしれません。

CHAPTER11-4

発芽野菜と緑茶で脳神経細胞を活性化させる

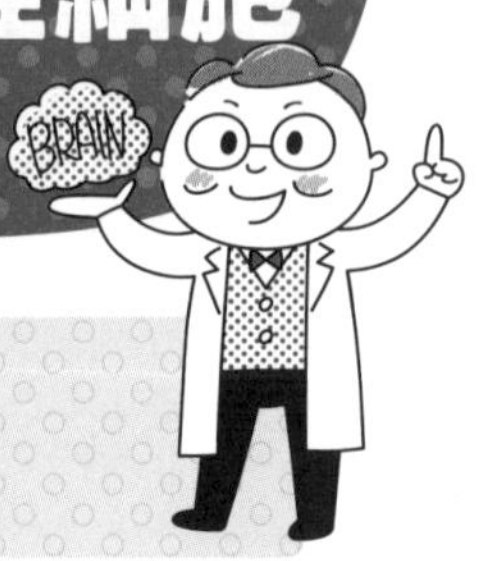

身体は毎日の食事でつくられています。健康的なものだけを食べる必要はありませんが、3食のうち2食で、栄養バランスを意識するといいでしょう。

脳機能の老化を防ぎ、脳神経細胞を活性化させる重要な食材として、おすすめしたいものがあります。

一つは、「スプラウト」と呼ばれる発芽野菜です。スプラウトとは発芽直後の新芽の野菜のことです。

植物は発芽して成長を始めると、種子のときにはなかった種類の栄養素が豊富に含まれるようになります。

この栄養素のなかでとくに注目されるのが、**抗酸化物質であるビタミンEやフィトケミカル**（ポリフェノールやカロテノイドなどの抗酸化作用を含む物質）などの成分です。

スプラウトには、豆苗やかいわれ大根、ブロッコリースプラウト、レッドキャベツスプラウトなどがあり、スーパーなどで手軽に買うことができます。

芽が出る食べ物ということであれば、主食には**玄米を精白する際に胚芽を残した胚芽米を取り入れる**といいでしょう。胚芽米には抗酸化作用のあるビタミンB_1をはじめ、必須アミノ酸が豊富に含まれています。

もう一つ、積極的に摂りたいのが、「テアニン」という成分です。テアニンはアミノ酸の一種で、**脳神経細胞の保護に効果がある**といわれています。

テアニンは緑茶に豊富に含まれますが、とくにその含有量が多い茎茶や玉露がおすすめです。テアニンは、根でつくられ葉に移っていきますが、光が当たると渋味成分であるカテキンに変化します。

ですから、光が当たりにくい茎や、被覆栽培された玉露はテアニンの含有量が豊富なのです。テアニンは低い温度でもよく出ますので、手軽に水出し茶にしたりして飲むのもおすすめです。

「芽が出る食べ物」がキーワード

脳機能の老化を防ぐ食材

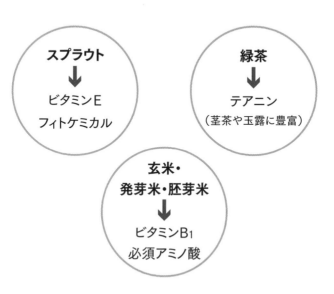

スプラウト
↓
ビタミンE
フィトケミカル

緑茶
↓
テアニン
（茎茶や玉露に豊富）

玄米・
発芽米・胚芽米
↓
ビタミンB_1
必須アミノ酸

どの食材もクセがないから、
できるだけ毎日摂り入れよう！

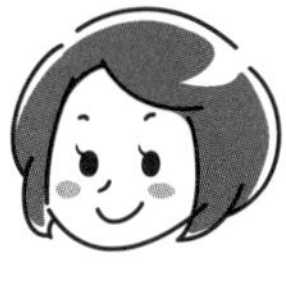

私は毎日の朝食に玄米と納豆を食べているのですが、
納豆にスプラウトを足して、かき混ぜようと思います。

それは、なんとヘルシーな食事でしょう。
仕上げに緑茶を飲めば、いうことなしですね（笑）

CHAPTER11-5

腸を鍛えて、脳の「幸せ力」をアップする

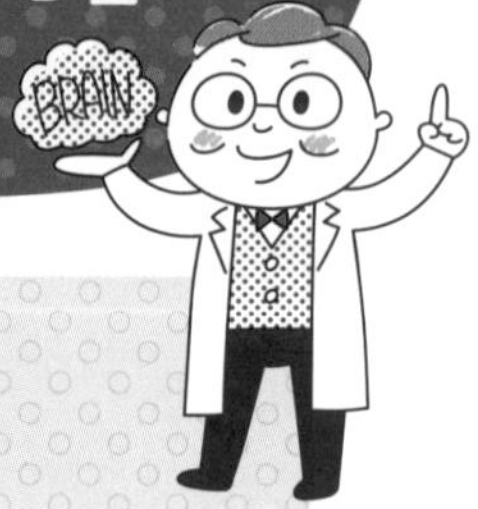

誰もが幸せになりたいと思っているはずですが、食事で幸せが決まるというと、いささか驚かれることでしょう。詳しくお話しします。

「幸せホルモン」と呼ばれる神経伝達物質・セロトニンは、脳内で不足すると、イライラや不安感の原因になります。反対にセロトニンが増えると、リラックスや幸福感などの感情を発生させます。

　このセロトニンのもとをつくるのは、腸です。食事で摂取した必須アミノ酸から腸内細菌の働きでセロトニンのもとがつくられ、それが脳に運ばれてセロトニンになるのです。

　セロトニンが満ちた状態にある「幸福脳」は、腸の働きが悪ければつくれません。**腸を鍛えるには、腸内の善玉菌を増やし、腸内環境を整える**ことが必要です。善玉菌は繊維質が豊富な野菜や納豆、ヨーグルト、味噌などの発酵食品をたくさん摂ることで増やせるので、こうした食品を意識的に摂るようにしましょう。

　善玉菌を増やす食品はまた、脳の活動に悪い影響を与える便秘の解消にも役立ちます。

　年齢を重ねると、お通じがスムーズにいかない人が増えてきます。腸の機能が衰えることに加え、「腸腰筋」が弱くなることもその理由の一つです。

　腸腰筋は、股関節の曲げ伸ばしを支える重要な筋肉です。この筋力が弱まると、腹圧が十分にかけられず、排便に障害が起きやすくなるのです。腸腰筋を鍛えるには、**座った状態でひざを基点に、ひざから下を上げ下げする体操をくり返してやってみてください**（左図参照）。

　善玉菌を増やす食事で腸内環境を整えて、セロトニンを増やす。腸腰筋を鍛えることで腸をすっきりさせ、排便のトラブルをなくす。このように腸を整えることは、健全な脳力を保つうえで欠かせないことなのです。

腸腰筋を鍛える体操

1日たった30秒で腸腰筋が鍛えられる！

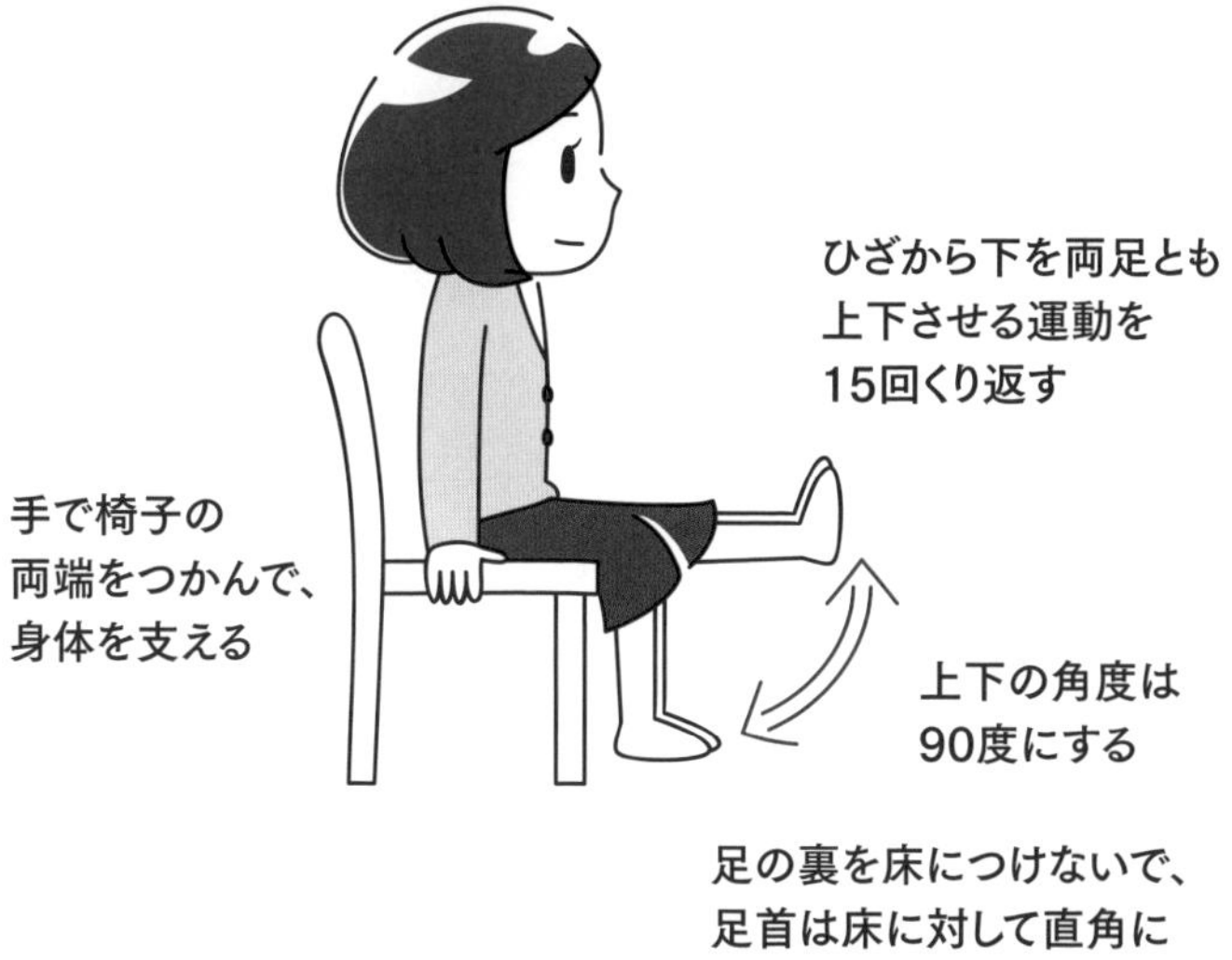
ひざから下を両足とも
上下させる運動を
15回くり返す
手で椅子の
両端をつかんで、
身体を支える
上下の角度は
90度にする
足の裏を床につけないで、
足首は床に対して直角に

腸腰筋を鍛えることで足腰が強くなり、お通じもスムーズになる！

腸腰筋という筋肉は聞いたことはありましたが、
まさかお通じにも関係するとは思いませんでした。

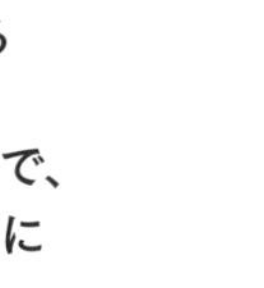

年齢を重ねると、若い頃のようにいつも快便とは
いかなくなります。腸腰筋を鍛えることは、歩行にも
いいですから、腸腰筋運動を毎日続けてくださいね。

CHAPTER

12

脳に悪い習慣 12

「年だから」と
すぐあきらめる

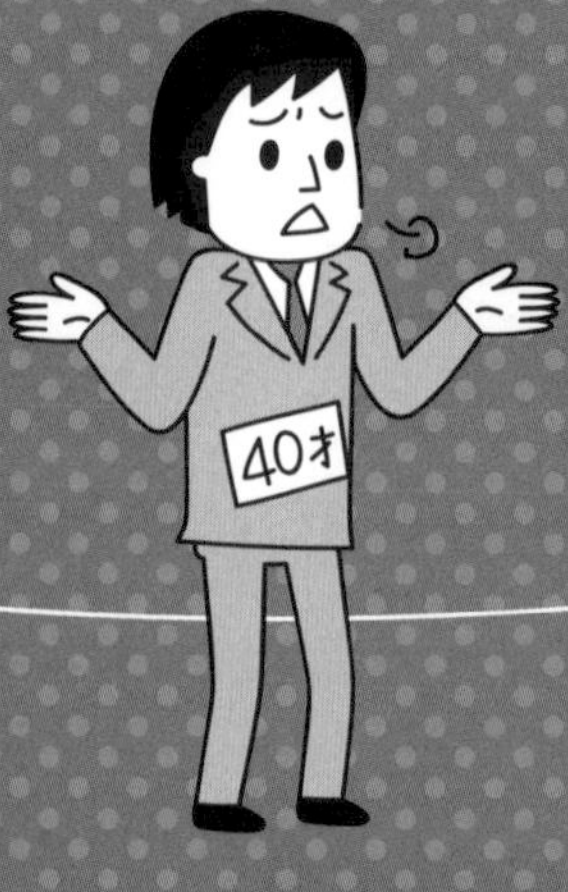

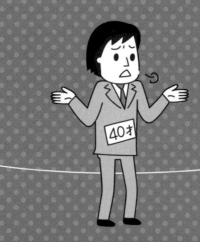

CONTENTS

このような傾向がある人は、必読！

□年を取れば「できないこと」が増えるのは仕方ないと思っている

□新しいことへのチャレンジが面倒だ

□耳が遠くなったと思うことが多い

□人の話を聞くのがつらく感じる

□目が疲れる頻度が増えた

□同じことをくり返すのが嫌い

□「微妙な違い」に気づけない

□50歳以降の人生は「下り坂」だと思っている

「できない」ことを悔しがる

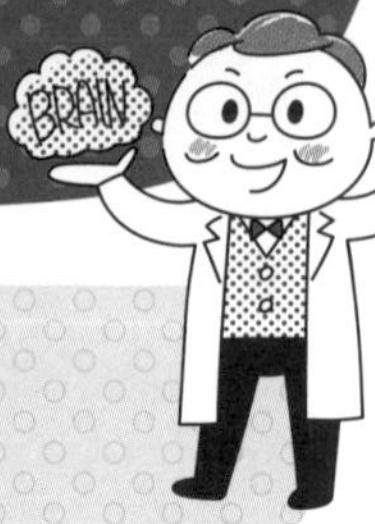

「年だから」と思うのは脳のクセでもあります。でも、発想を変えれば、もうその言葉は出てこなくなるはずです。

年を取ると、ちょっとしたことで疲れを感じたり、身体の調子が悪くなったりします。以前より物を忘れることが増え、「がんばろう」という気力も若い頃ほど湧いてきません。そんなとき、人は「もう年だな」と感じたりするものです。

「もう年だな」という思いは、「もう年だから仕方ないな」というあきらめに似た気持ちを含んでいます。

みなさんの周りにも何かあると「もう年だから」とすぐ口に出す人がいませんか。しかし**「年だから」という言葉は脳の力を衰えさせる〝よくない〟言葉**です。

「できない」ことがあっても、「年だから」と思えば、自分を納得させることができます。「Aさんは若いから新しいことの吸収が速い。自分は年だから、ある程度ゆっくりなのは仕方ない」

つまり、「年だから」は、自分に対する言い訳にもなっているのです。これは、自分を守るという、脳がもつ「自己保存」の本能によるものです。

「〇〇ができないのは年のせいだ」と自分にいい聞かせることで、脳は傷つかず自尊心を保てるわけです。

しかし、こんな後ろ向きの考えを常にしていると、A10神経群は入ってくる情報にマイナスのレッテルをはり、理解力も思考力もいっこうに高まりません。

ですから、若い人に負けずに脳の力を十分発揮するには、年だからと「あきらめる」のではなく、「悔しい」「何とかしたい」と思うことが大切なのです。

脳力アップのポイント

- **できないことがあれば、悔しがる気持ちをもつ**

マイナスのレッテルをはらないよう気をつける

「年だから」というたびに脳力も衰える

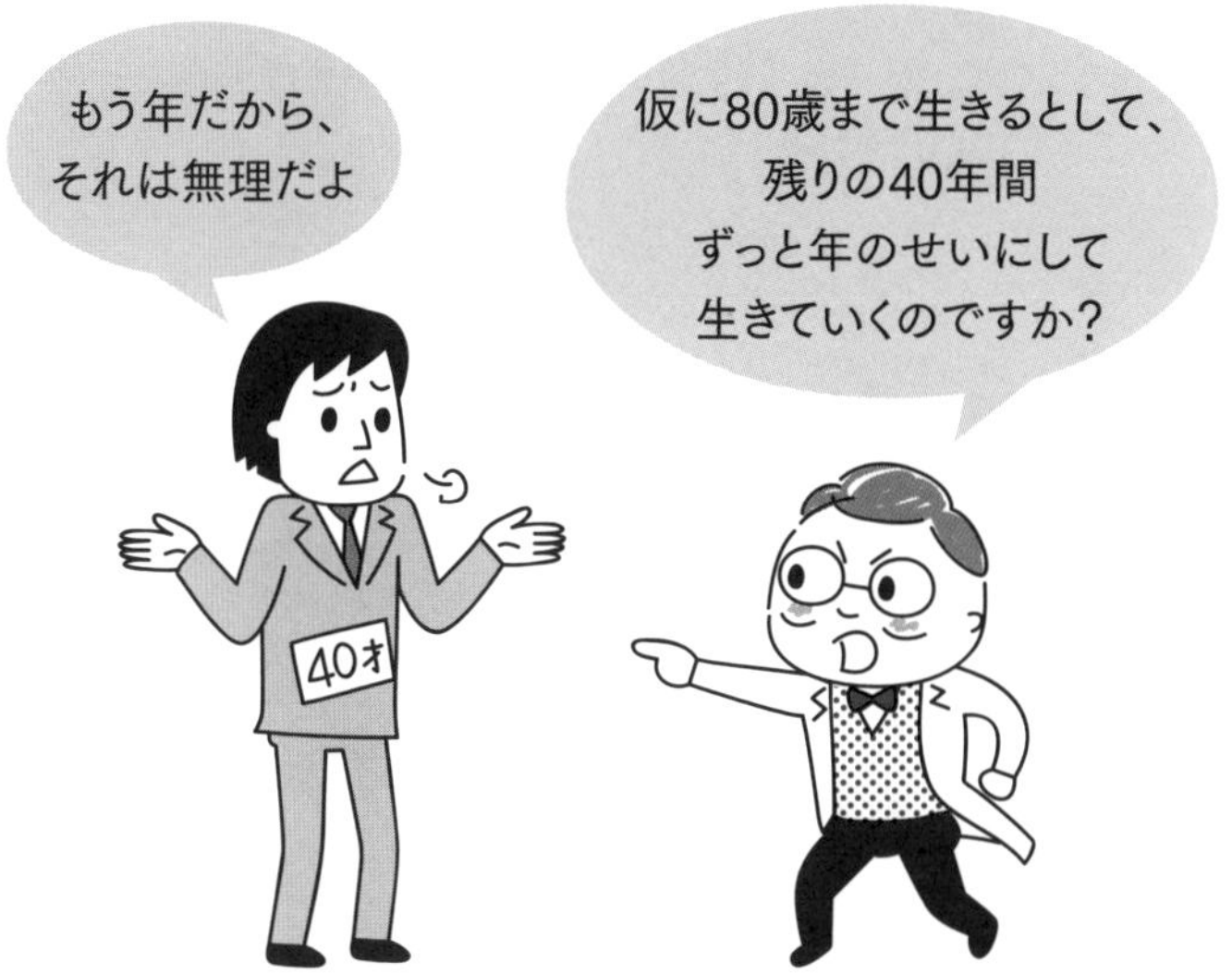
もう年だから、
それは無理だよ
仮に80歳まで生きるとして、
残りの40年間
ずっと年のせいにして
生きていくのですか？
40才

「年だから○○できない」ではなく、

「年でも、工夫したら○○できた」

といえるようになろう！

「もう年だから」といいたくないのですが、
気がついたら、口から出ていることがあります。
どうしたらいいですか？

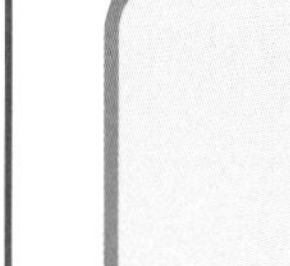

誰もが「今日が一番若い」んです。「始めるのに
遅すぎることなんかない」とよくいわれますが、
83歳の私も「遅すぎることはない」と思っていますよ。

新しいことに積極的にチャレンジすると、脳は成長する

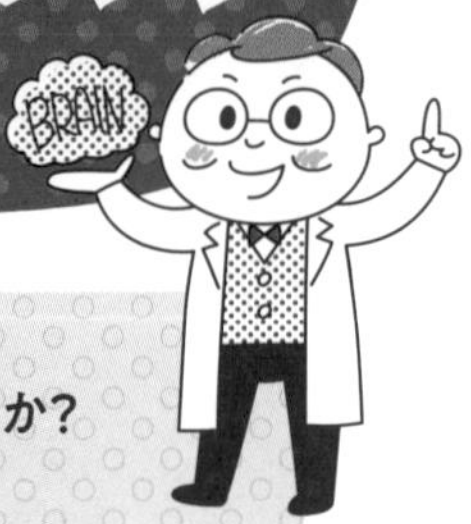

チャレンジする前から
わかったような気になって、行動を控えることはありませんか?
脳のためには挑戦し続けるほうがいいのです。

人は年を取ると未知のものを避け、身につけた知識や経験の範囲内で生きようとする傾向があります。「自己保存」の本能が強くなり、チャレンジすることに不安や面倒を感じやすくなるのです。

しかし、脳の機能の衰えを防ぐには、**感情を豊かにもって好奇心を失わず、新しい分野にも積極的にチャレンジすることが重要**です。

人はそれなりの知識や経験がたくわえられると、知らないことや経験していないことが目の前に現れても「だいたい、こういうことなんだろう」となんとなくわかったような気になったりするものです。しかし、**実際に経験してみるのと、想像することには大きな開きがあります**。

私は以前、医療の分野とはまったく関係のない広告業界から、広告の効果分析に関する相談を受けたことがあります。

最初は脳神経外科医に広告の相談とはどういうことだろうと不思議に思い、また果たして門外漢の立場でお役に立てるのかという不安もありました。でも、「期待されているということは、自分の経験で役に立つことができるはず」と思い直し、お話をうかがうことにしたのです。

すると脳科学の観点から興味深いものがたくさんあることがわかりました。

好感度の高い映像やＣＭは脳のどこで反応し、どのようなＣＭ映像が購買意欲を刺激するのかといった分析を行ったのですが、未知の世界に足を踏み入れることで、脳に対する考え方を思いのほか、深めることができたのです。

新しいことに前向きに取り組むことが、どれだけ脳を強く刺激し、成長をうながすかということを、このとき私は身をもって強く感じたのです。

新しいことへのチャレンジは脳に刺激を与える

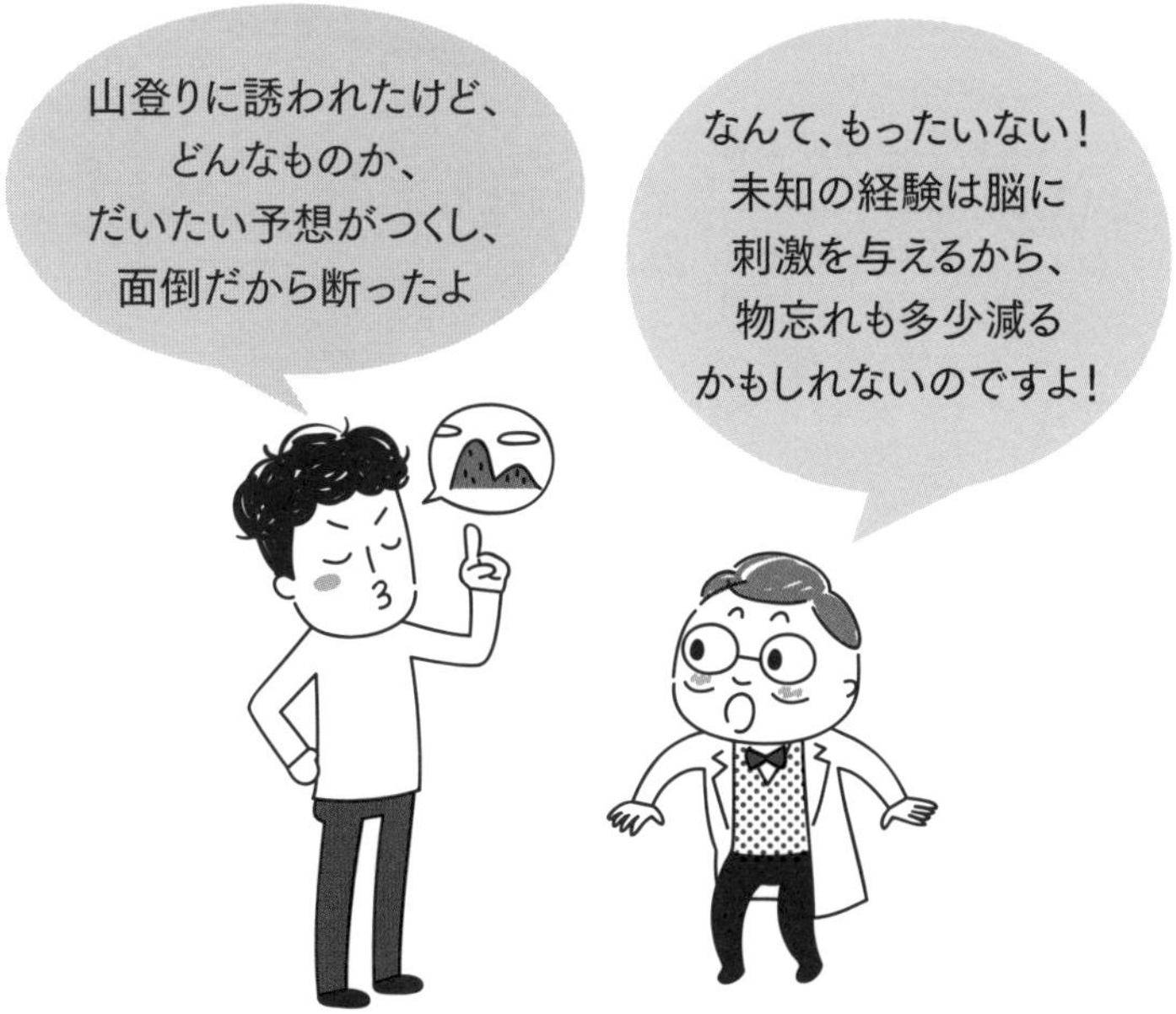
山登りに誘われたけど、
どんなものか、
だいたい予想がつくし、
面倒だから断ったよ
なんて、もったいない！
未知の経験は脳に
刺激を与えるから、
物忘れも多少減る
かもしれないのですよ！

実際に経験することと、
想像することには、
大きな開きがある！

僕は36歳ですが、未経験のことに誘われたとき
20代だったらやるのになあと思いつつ、断ることが
あります。これは脳にとって、よくなかったのですね。

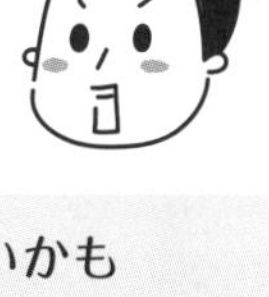

その通りです。同じチャンスは二度とこないかも
しれないわけですし、脳にとって、新しいチャレンジは
とてもいい刺激になるんですよ。

CHAPTER12-3

「聞く力」を高めると、脳は衰えない

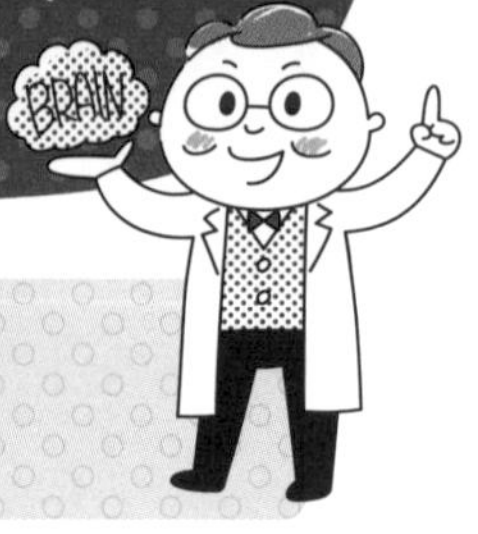

目のトレーニングについては知っていても、耳のトレーニングについては知らない人が多いでしょう。耳も意外に奥深いのです。

「耳が遠くなった」——年を取ると、そんなことを口にする人が増えます。「耳が聞こえづらくなる」のは加齢現象だから仕方ない、そう思う人もいるでしょうが、実は耳が遠くなる理由は耳そのものではなく、脳に問題がある場合が少なくありません。耳は音として入ってくる情報をとらえる入り口ですが、最終的にそれを処理するのは脳です。

　ですから**耳の機能に問題がなくても、脳の機能が衰えることで「聞こえにくくなった」と感じることがある**のです。

　その意味で、「聞く力」は、脳力のバロメーターといってもいいでしょう。「聞く力」の衰えを防ぐには、ふだんから人の話でも音楽でも、一つひとつの音を意識的に丁寧に聞こうとすることです。たとえば、テレビやラジオで流れるニュースを「内容を人に説明できるくらい」の気持ちでしっかり聞くことなどもおすすめです。アナウンサーが読み上げるニュースは、内容が整理されて理解しやすいですし、時事に詳しくなることで人との会話のきっかけにもなり、一石二鳥です。

　落語に少しでも興味がある人は、インターネットや音声メディアなどで聞いてみるのもいいでしょう。落語の独特のテンポとリズム、絶妙なニュアンスで語られる心の機微は、脳に楽しい、おもしろいという刺激を与えてくれます。

　また英語など語学のヒアリングも、脳機能を大いに活性化します。細かい発音や音の高低を聞き分けようと集中すると、耳が鍛えられるからです。

　人の話でも語学や音楽でも、耳のトレーニングにとって大事なのは、漠然と聞き流すのではなく、**「しっかり理解しよう」と意識を集中して聞く**ことなのです。

「聞こえづらい」のは耳だけの問題ではない

「聞く力」にはメリットがたくさんある！

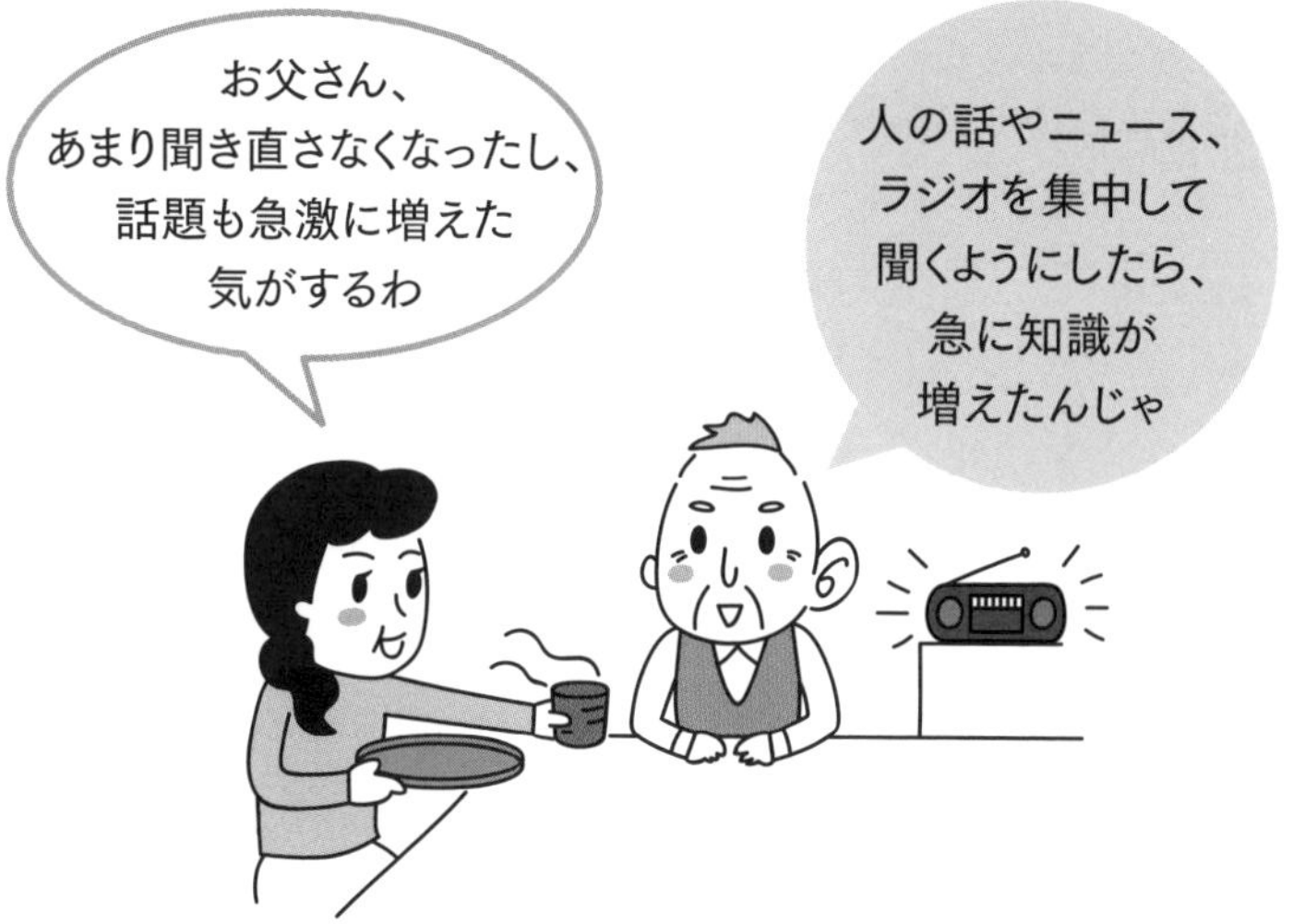
お父さん、
あまり聞き直さなくなったし、
話題も急激に増えた
気がするわ
人の話やニュース、
ラジオを集中して
聞くようにしたら、
急に知識が
増えたんじゃ

最近は音声メディアも増えているが、
聞き流すのではなく、集中してしっかり聞くことで、
脳力と知識量がアップする！

移動中にYouTubeや音声メディアを聞くことが
増えました。ただ聞き流すのではなく、
集中して聞くほうがいいのですね。

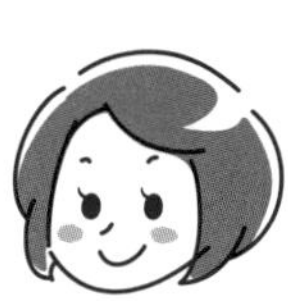

BGMのように聞き流すだけでは、実際、何も覚えて
いないはずです。移動時間を有効に使うために聞いて
いるのであれば、意識を音に向けたほうがいいですよ。

「見る力」で脳を刺激する

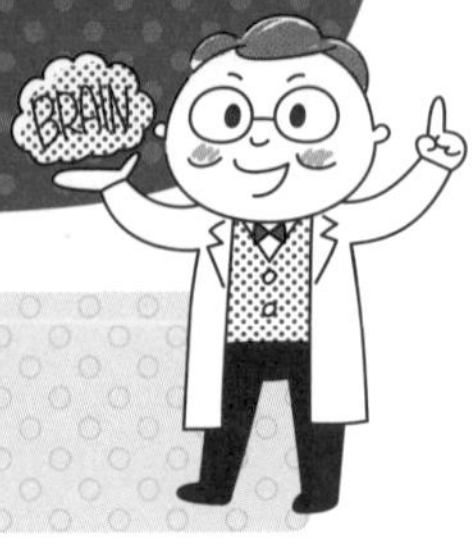

目は常に使っていますから、目の具合がおかしくなると、とても気になるものです。ここでは目についての理解を深めましょう。

耳が聞こえにくくなる要因には脳機能の衰えがからむケースがよくありますが、目が見えづらくなるのは多くの場合、目そのものの機能の問題から起こるので、「視力の問題＝脳機能の低下」とはいえません。

ただし、疲れた目を休めたり温めたり、あるいはストレッチなどで積極的に目のトレーニングをすることは、脳機能の老化防止につながります。

目から入った映像としての情報は、網膜でキャッチされたあと、脳が最終的に処理します。すなわち、映像情報を見ているのは脳なのです。

このように脳は目の機能と密接な関係があるので、**目のトレーニングやケアは、脳によい刺激を与える**わけです。

目は使いすぎたり、疲れをためたりすると、機能が衰えていきます。スマホの画面などを長く見すぎるのは、いうまでもなく目にはよくありません。

目を使う作業を続ける場合は、適度に目を休ませ、疲れを感じたときは、目のストレッチをしてください。

ストレッチでは眼球を上下、左右に速く動かしたり、近くのものと遠くのものを素早く交互に見たりします。遠くの景色を数分間ボーッと見たりするのもいいでしょう。疲れ目には目薬も効果的です。

「見る力」をトレーニングするポイントは、対象となる映像を細部まで正確にとらえようと意識して、目を使うことです。**絵画や映画鑑賞、あるいは内容をしっかり理解しながらの読書は、いいトレーニングになります**。

目を意識的に使って、対象をしっかり観察する。「見る力」を鍛えるには、そのことを念頭においてください。

目を大切にして「見る力」を保つ

短時間でできる、効果的な目のストレッチ

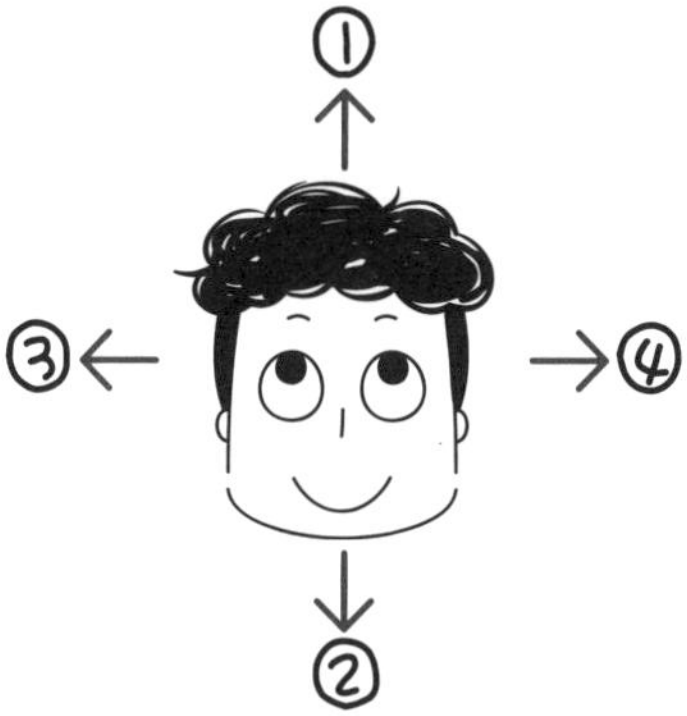

眼球を上→
下→右→
左に動かす。これを
5回ほどくり返す

●まだまだある！　目のケア法

疲れ目を温める……タオルをぬらしてレンジでチンし、目の上にのせて温める

疲れ目の目薬……ほかの病気が隠れている場合もあるので、目の疲れがひどいときは眼科で診てもらう。眼精疲労の目薬を処方してくれることもある

目の疲れは積み重なると取りづらくなるので、こまめに解消するようにしよう！

スマホやパソコンの使いすぎなのか、目の疲れをやたら感じます。放置しないで、早めに対処するほうがいいんですね。

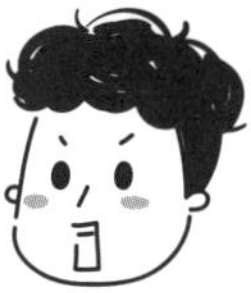

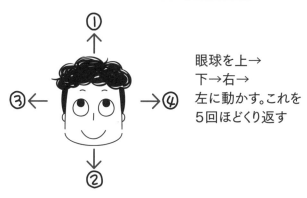

蓄積した疲労は取りづらくなります。
目のストレッチはいつでもどこでもできますから、
ぜひ実践してみてください。

物事をくり返す習慣によって、微妙な違いが見抜ける

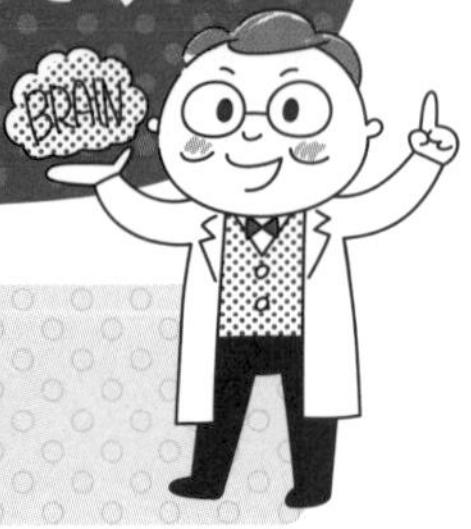

何事においても、「型」をマスターすることは大切です。なぜ大切なのかをご説明しましょう。

スポーツでも語学でも、その道で上達するには、地道なトレーニングが欠かせません。たとえば、ゴルフや野球であれば、基本の練習として素振りがあります。なぜクラブやバットを何千回、何万回も振ることが効果的なのか。もちろん正しいフォームを身につけるためですが、なぜ正しいフォームが身につくかというと、**くり返すことで脳の「統一・一貫性」の本能が鍛えられ、「正しい形」と「正しくない形」の違いを見分ける力が磨かれる**からです。

素振りをくり返すほど、微妙な違いがわかるようになり、スイングのフォームが乱れたときにも、どこが悪いのかが判断でき、修正することができるのです。悪かったところをすぐに修正できるようになれば、「正しい形」を再現する確率はどんどん上がっていきます。

ある大企業のトップの方と会った際、「私は一度決めたら変えない性格で、朝の散歩のコースも毎日同じです」と話されていたのが印象的でした。

私は毎日同じことをくり返すという才能をもっているからこそ、他の人が気づかない経営上の微妙な変化や違いを鋭く見抜けるのだろうと思いました。

物事を地道にくり返す習慣は「微妙な違い」がわかる力を磨き、「統一・一貫性」を鍛えることになるので、脳はより正確な判断力を発揮できるようになります。ふだんの生活に「物事をくり返す習慣」をぜひ取り入れてみてください。

脳力アップのポイント

- **地道なトレーニングは、「微妙な違い」に気づく力を磨く**

地道にくり返すことが上達の近道

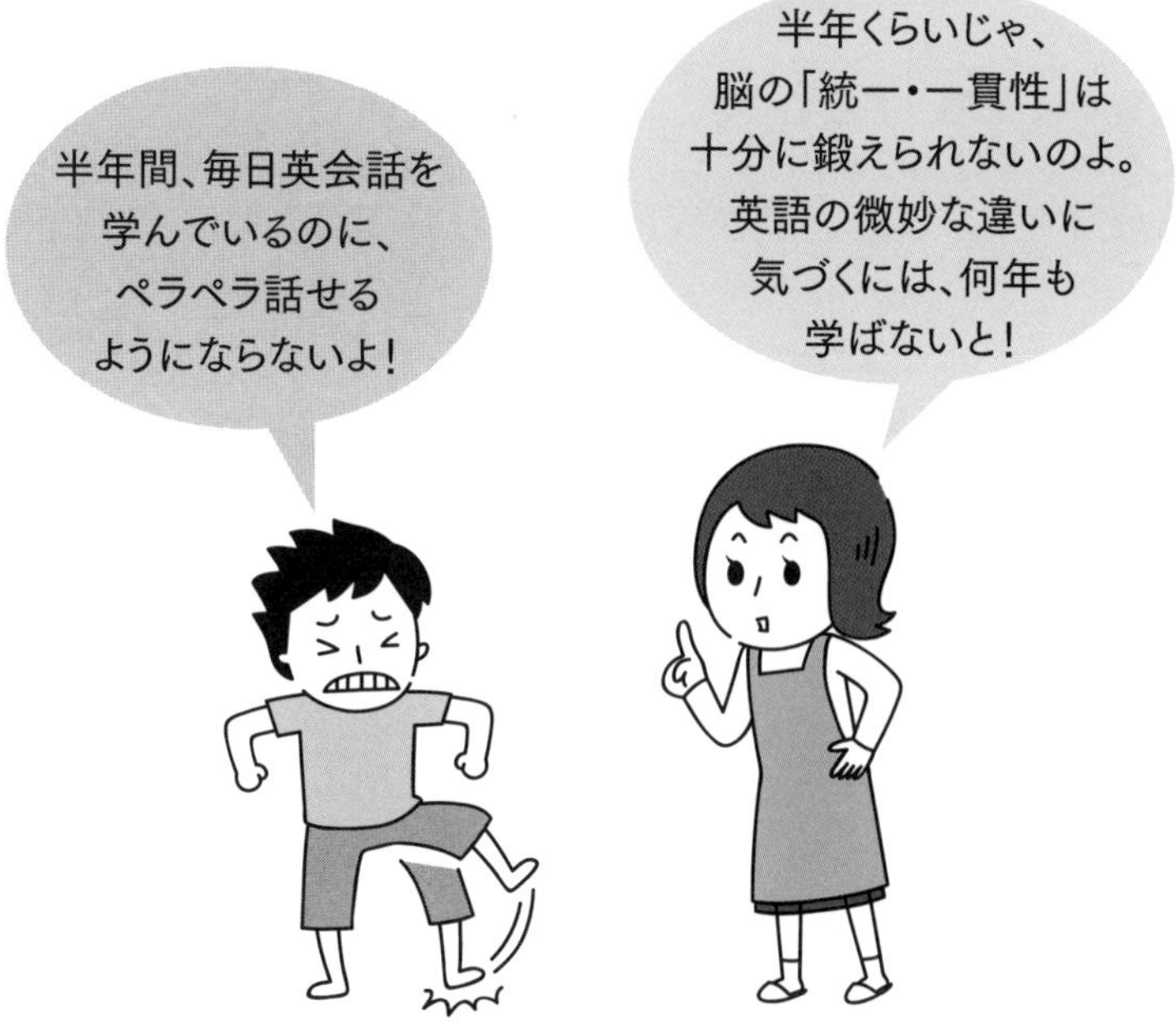
半年間、毎日英会話を
学んでいるのに、
ペラペラ話せる
ようにならないよ！
半年くらいじゃ、
脳の「統一・一貫性」は
十分に鍛えられないのよ。
英語の微妙な違いに
気づくには、何年も
学ばないと！

成し遂げたいことがあるならば、
焦らず急がず、くり返し練習しよう！

外国語で相手が小さな言い間違いをしたとき、
母国語の人はすぐに気づきますが、
それも「統一・一貫性」が働いているからなんですね。

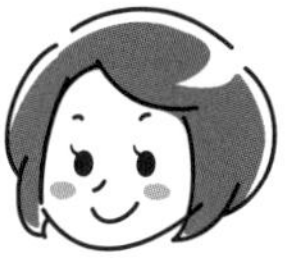

語学をマスターするには「統一・一貫性」が
スムーズに働くまで、ひたすら「くり返す」
ことが本当に大切なんですよ。

人生を下り坂だと思わない

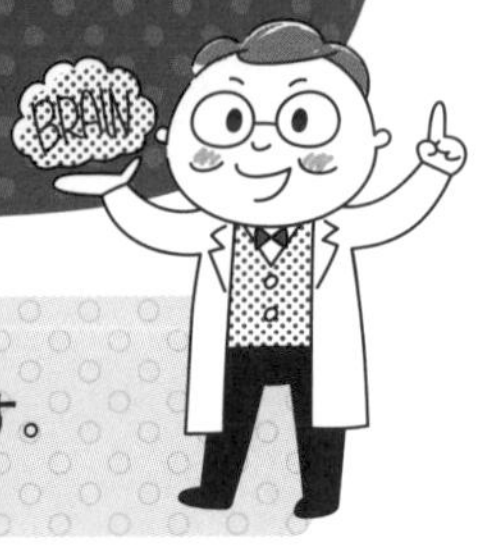

脳機能は年を取ってもすべて衰えるわけではありません。むしろ高まる部分もあるのです。脳を理解することは、人生を実り多きものにしてくれます。

人生も50歳あたりをすぎると、あとは「下り坂」と思いがちですが、脳にとってこのようなマイナス思考はよくありません。むしろ、「頂上は最後の最後にあるのだから、人生はのぼり詰めて終わろう」と考えるようにしたいものです。

実際、思考力や判断力、心の働きといった部分をつかさどる脳の機能は、個人差はあるものの、年を重ねるほどよくなります。その事実からしても「もう下り坂だ」などと思う必要はないのです。

私は、**脳内で考えや気持ちが生まれる過程にまつわる意識を「内意識」**と呼んでいます。内意識に対するのが、外からの刺激に反応する「外意識」です。知っている人を見て名前が出てこない、早口でいわれると聞き漏らしてしまうなどといったことは、外意識に属することですが、これは加齢とともに衰えていく傾向にあります。しかし、**内意識に関する脳機能は年齢を重ねても変化しなかったり、ときには若いとき以上に高められる**ことがわかっています。

年を取りながら頭をよくするには、この内意識に関する脳機能をいかに磨くかが鍵を握るわけです。

もっとも複雑で深い思考を、私は「創造的思考」と呼んでいますが、創造的思考をすると、脳神経細胞は強い発火現象を起こし、脳のネットワークが強化されます。すなわち、創造的思考は脳の老化を防ぐだけでなく、新たな神経シナプスの拡張によって、年とともに、さらに思考力を高めていく効果があるのです。

内意識を磨いて、創造的思考を重ねる。そうすることで、さらに人生の道をのぼっていく。いつまでもそんなイメージをもって、生きていきたいものです。

人生は最後までのぼり続ける

心を含めた「内意識」は最後の最後まで高められる

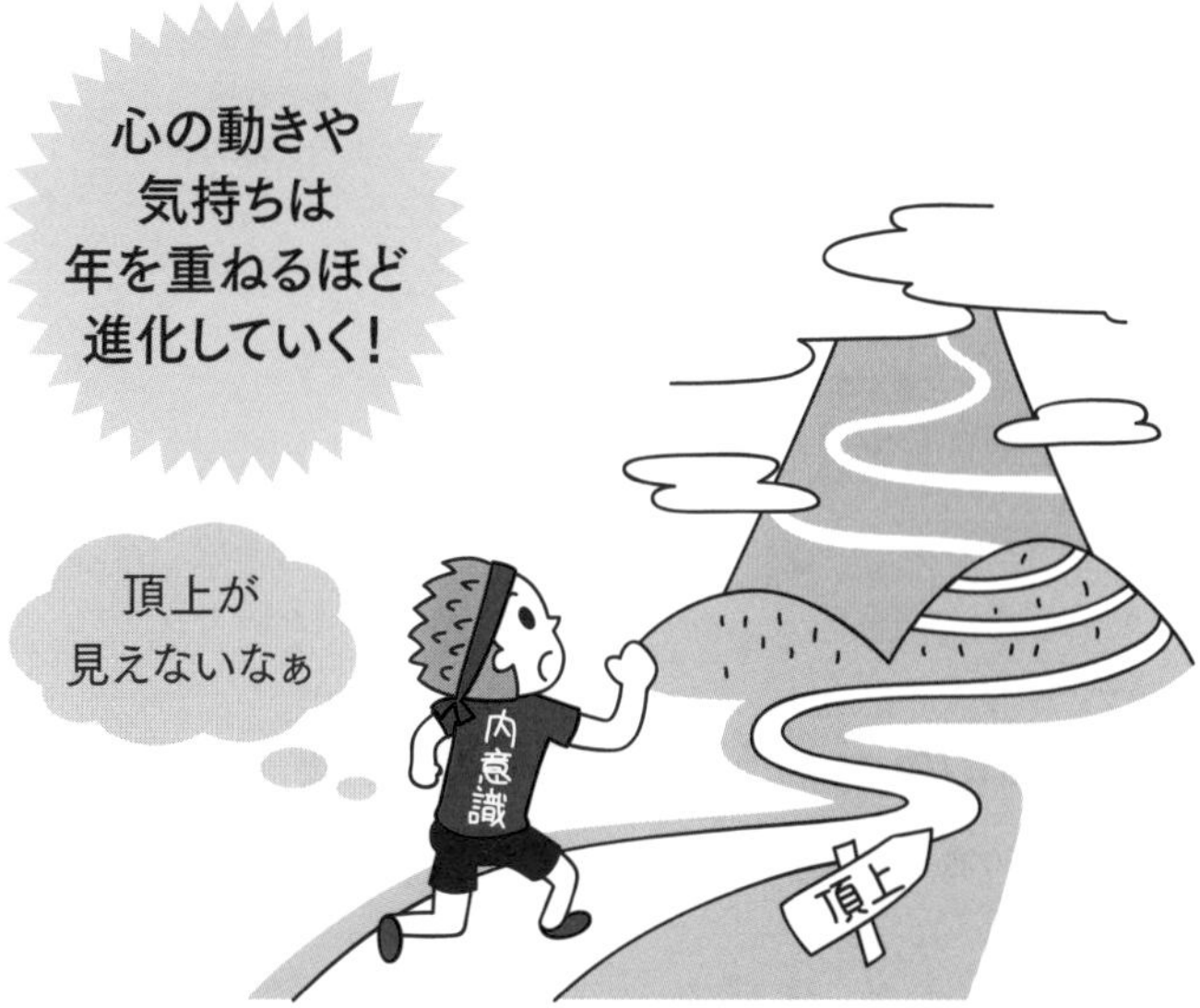
心の動きや
気持ちは
年を重ねるほど
進化していく！
頂上が
見えないなぁ
内意識
頂上

**人生を「下り坂」と思うことは、
百害あって一利なし！**

脳についての理解がものすごく深まりました。
今、自分の人生の可能性が、無限大に広がっている気が
しています。先生はいつお会いしても楽しそうですよね。

「脳に悪いことを知るだけ」で上機嫌でいられるんですよ。
脳神経外科医として脳の手術を数多くこなして脳を熟知し
たことで、本当に幸せな人生を送れているなと感じますよ。

林 成之（はやし・なりゆき）

一九三九年富山県生まれ。日本大学医学部卒業。同大学大学院医学研究科博士課程修了後、マイアミ大学医学部脳神経外科、同大学救命救急センターに留学。九三年、日本大学医学部附属板橋病院救命救急センター部長に就任する。日本大学医学部教授、マイアミ大学脳神経外科生涯臨床教授、日本大学大学院総合科学研究科教授を経て、同大学名誉教授に。膨大な数の臨床・研究から、年を重ねても才能・素質を発揮する脳の仕組みを解明している。

装丁／萩原弦一郎（256）
カバー・本文イラスト／草田みかん
構成／髙木真明
図版・DTP／美創

図解　脳に悪い12の習慣

2022年5月25日　第1刷発行

著　者　林 成之
発行人　見城 徹
編集人　福島広司
編集者　四本恭子

発行所　株式会社 幻冬舎
〒151-0051 東京都渋谷区千駄ヶ谷4-9-7
電話 03(5411)6211(編集)
03(5411)6222(営業)
振替 00120-8-767643

印刷・製本所　株式会社 光邦

検印廃止

Printed in Japan
ISBN978-4-344-03968-1 C0095
幻冬舎ホームページアドレス　https://www.gentosha.co.jp/

この本に関するご意見・ご感想をメールでお寄せいただく場合は、comment@gentosha.co.jpまで。